近代名医珍本医书重刊大系
（第一辑）

鲟溪秘传简验方

陆锦燧　著

钟剑　点校

天津出版传媒集团

天津科学技术出版社

图书在版编目（CIP）数据

鲟溪秘传简验方 / 陆锦燧著；钟剑点校 . —— 天津：天津科学技术出版社，2022.7

（近代名医珍本医书重刊大系）

ISBN 978 – 7 – 5742 – 0198 – 9

Ⅰ.①溪… Ⅱ.①陆… ②钟… Ⅲ.①验方—汇编—中国—近代 Ⅳ.①R289.5

中国版本图书馆CIP数据核字(2022)第108124号

鲟溪秘传简验方

FUXI MICHUAN JIANYAN FANG

策划编辑：王　彤

责任编辑：梁　旭

责任印制：兰　毅

出　　　版：天津出版传媒集团
　　　　　　天津科学技术出版社

地　　　址：天津市西康路35号

邮　　　编：300051

电　　　话：（022）23332392（发行科）23332377（编辑部）

网　　　址：www.tjkjcbs.com.cn

发　　　行：新华书店经销

印　　　刷：河北环京美印刷有限公司

开本 880×1230　1/32　印张11　字数194 000

2022年7月第1版第1次印刷

定价：69.00元

近代名医珍本医书重刊大系第一辑专家组

读名家经典
悟中医之道

扫描本书二维码，获取以下**正版专属资源**

| **本书音频** | 畅享听书乐趣，让阅读更高效 |

| **走近名医** | 学习名家医案，提升中医思维 |

| **方剂歌诀** | 牢记常用歌诀，领悟方剂智慧 |

● **读书记录册**
记录学习心得与体会

● **读者交流群**
与书友探讨中医话题

● **中医参考书**
一步步精进中医技能

📖扫码添加智能阅读向导
帮你找到学习中医的好方法！

操作步骤指南 | ① 微信扫描上方二维码，选取所需资源。
② 如需重复使用，可再次扫码或将其添加到微信"📦收藏"。

目　录

鲟溪外治方选

目 录

鲟溪单方选、外治方选合印叙

　　古今单方、外治方何啻数万，仆数十年来上自《千金》《圣惠》，下及后医著录，与夫耳得诸友朋者，随时选择，去其不甚效验者，去其药物冷僻不易觅者，去其药物贵重一时难至者，去其药品峻厉虽效而有后患者，去其药性太偏不知医人误用有害者，分类编辑。大而调理、求嗣、补养、延年，小而虫螫、火烫、物刺、食哽，急而暴中、短见、遇祟、中毒，缓而久痢、阴疟、虚劳、瘤症，亦几无病不备，有药皆灵矣。同人见之，以为穷乡、僻壤、旅行、客居得此一编，胜于误延庸医，怂恿付梓。惟需款不赀，独力难支，爰商诸庄君心如、刘君建堂，发售预约券，集资付诸石印，佥得同意，书成叙其缘起如此。

岁次戊午季春吴郡晋笙陆锦燧序

鲟溪单方选

卷　上

古吴陆晋笙锦燧　　辑

姪陆心竹培勋

男陆平一培治

男陆循一培良　同参校

女陆诏媞佩玢

女陆诏娈佩珣

调补门

治五脏虚损，益气力，坚筋骨。黑芝麻九蒸九晒，收贮。每服二合，汤浸，布裹挼去皮，再用滤汁和粳米煮粥食。

补中强志，聪耳明目。莲实半两（去皮心）。研末，煮熟，以粳米三合作粥食。

补益精气，聪利耳目，能驻年。粳米一合，鸡头实末二合。煮粥空心服。

补脾养胃。茯苓、山药、炒芡实、莲肉（去心）各四两，糯米、黄米各半升。俱炒，蒸熟，再入白糖二两，印作饼子，晒干。每日空心吃几个。

补养脾胃。白茯苓四两，山药四两，炒芡实四两，莲肉四两（去心），陈仓米半升，糯米半升，白糖二斤。先将药、米粉蒸熟，再入白糖，印作饼子，晒干。

羸老胃弱。牛脊骨一具。捶碎，熬取浓汁，煮粥常食。

小儿常用健脾消食。锅焦（炒黄）三斤，神曲四两（炒），砂仁二两（炒），山楂四两，蒸莲肉（去心）四两，鸡肫皮一两。为细末，加白糖、米粉、和匀，焙作饼食。

补精血，益肾气。枸杞子。煮粥服。

补肾气，益腰脚。栗子。磨粉，作粥食。

肾虚。羊肾。煨粥食。

润心肺，调大肠。松子仁作粥食。大便艰结者宜之。

肝虚目不明。常以鸡肝、羊肝配粥食。

元阳不足。鹿角胶。入粥食。

关窍门

九窍出血。刺蓟一握。绞汁，以酒半盏调和，炖。如无青汁，捣干者为末，冷水调三钱服。

又方：发灰二钱。水调，日三服。

又方：莲房。烧灰。水调服。

又方：锅底墨。水调服。

又方：头发、败粽、陈莲蓬等分。并烧灰。每服三钱，木香汤下。

筋骨门

筋骨不坚。五加皮。或煮，或酿酒，久服。

筋骨不强。杜仲。或煮，或丸服。

又方：木瓜。或煮，或丸服。木瓜入肝益筋，凡筋病皆治。

筋骨挛急。淫羊藿。煮饮。亦可酿酒。

筋骨疼痛。鹿角。烧存性，为末。酒服。

筋骨疼痛，不拘风湿、杨梅疮及女人月家病。用干马齿苋一斤（湿者则用二斤），五加皮半斤，苍术四两。春碎，煎汤洗。另用葱、姜捣烂，冲热汤服，取汗。

又方：如夹板状不可忍者，用骡子修下蹄爪甲，烧灰存性，研末。或黄酒，或汤调服，效。

头项手足筋骨疼痛，俗名鬼箭打。炒山甲一钱，白薇二钱，泽兰三钱。好酒煎服。

筋门

筋力弱。何首乌。或丸，或散，或浸酒，久服。

热风筋脉挛急。薏苡仁。煮粥常服。

风病筋挛。羚牛角。镑取屑。煎服。

湿痹筋挛。服大豆黄卷。

脚转筋疼痛挛急。松节二两（锉如米），乳香一钱。银石器内慢火炒焦，候出火毒，研细。热木瓜酒调下一二钱。凡筋病皆治。

转筋入腹。釜底墨末。酒服一钱。

又方：屠家几垢。温酒调服，取吐。

骨门

历节风，骨痛。松叶。捣汁，和酒服。

小儿骨蒸，减食，因睡湿床伤也。秦艽、炙甘草等分。煎服。

身形门

头项手足筋骨疼痛，半身不遂，俗名鬼箭打。山甲（炒，研）、白薇、泽兰。酒煎服。

遍身痒入骨髓，此痰气也。食盐九钱。泡汤三碗，每进一碗，连探吐三次。

满身麻木。楝树子。炒末。每服三钱，黄酒调下。

浑身生燎泡如甘棠梨，每个破出，水内有石一片，如指甲大，泡复生，抽尽肌肉不可治。荆三棱、莪术各一两。为末。酒调分次服。

浑身虱出，血肉俱坏，每宿渐多，疼痛难状，舌尖出血不止，身齿俱黑，唇动鼻开。饮盐酢汤数十碗即安。

皮肤门

遍身皮肤风痒。凌霄花末。酒服一钱。

又方：蝉蜕、薄荷等分。为末。酒服一钱。

妇人风搔瘾疹，身痒不止。苍耳花、叶、子等分。

为末。豆淋酒调下二钱。

皮内浑浑如波浪声，痒不可忍，抓之出血，不能解，谓之气奔。人参、苦杖、青盐各一两，细辛二钱。水二碗，煎十数沸，分次服尽。

血汗从肤腠出，五七日不止。人中白。刮新瓦上用火逼干，研极细。每服二钱，入麝香少许，温酒调下。

毛窍节次血出，不出皮即臟胀如鼓，须臾眼鼻口目俱胀，此名脉溢。饮生姜汁合水各一二盏。

皮中有虫如蟹走，作声如小儿啼，乃筋肉为火之化。雷丸、雄黄各一两。为末。掺猪肉上炙食。

肌肉门

肉出如锥，痛痒不能饮食，此名血痈，不速治，溃而脓出。以赤皮葱烧灰，淋洗。饮好香豉汤。

灸后疮内肉飞如蝶。载痈疽门。

汗门

盗汗。莲子七粒，黑枣七个，浮麦一合，马料豆一合。用水一大碗煎服。

又方：桑叶。焙干，研末。米饮调服。

又方：浮麦。煎汤调防风、牡蛎末二钱服。

止盗汗。用黑大豆皮入药。

又方：桃枭。煎汤服。

又方：霜后荷杆服。

止汗。黑豆三钱，浮麦一钱，乌梅一个。煎汤服。

阴虚盗汗。浮小麦。文武火炒，为末。每服二钱半，米饮下，日三服；或煎代茶。

气虚盗汗。牡蛎粉、杜仲等分。为末。酒服一匙。

虚劳出汗。牡蛎粉、麻黄根、蜜黄芪等分。为末。每用五钱，煎服；或为丸服。

小儿盗汗，身热。龙胆草、防风等分。为末。每米饮调下一钱。

盗汗，遗精。鹿角霜二两，生龙骨（炒）、牡蛎（煅）各一两。各末，酒糊丸，梧子大。每盐汤下四十丸。

一切盗汗不止。龙胆草。研末。每服一钱，猪胆汁三两，点入温酒少许调服。

自汗不止。白术末。饮服一匙，日二服。

阴痿，阴汗。阳起石（煅）。为末，每服一钱，盐酒下。

体肥门

过肥者。久服桑枝茶逐湿，令人瘦。

又方：久服红茶，去人脂令人瘦。

人太肥欲得瘦削轻健。取冬瓜常食。

肥盛者。赤小豆久服，令人黑瘦枯燥。

体瘦门

赢瘦人。作海松子粥常服，可令肥健。

又方：作鲋鱼羹，或蒸食，能肥健赢瘦。

着床。黄雌鸡煮烂作羹服，能肥人。

劳瘦人。取鳖肉作羹常食。

又方：取甲炙为末。酒服一钱。能肥健。

瘦瘁。久服人乳汁，令肥白悦泽。

又方：以牛乳作粥，常食肥健人。

瘦病。羊肉或煮，或烧，常食能肥健人。

小儿蛔病羸瘦。频服猪油。

疟门

疟疾寒热。青蒿一握。水二升，捣汁服。

又方：青皮一两。烧存性，研末。发前温酒服一钱，临时再服。

五疟不止。用夜明砂末。每冷茶服一钱，效。

温疟。松萝。煎汤服。可以吐痰。

热疟。知母。煎服。

痎疟。白葵花。阴干，捣为末。酒调服一钱。

疟疾渴甚。童便和蜜。煎沸顿服。

邪气疟疾。黑牛尾。烧灰。酒服一匙，日三服。

久疟。鸡子黄和常山末。为丸。竹叶汤服。

久疟不瘥。苍耳子，或根茎亦可。焙，研末，酒糊丸，梧子大。每酒服三十丸，日二服，生者捣汁服亦可。

虚劳久疟。青蒿。捣汁，煎过如常，酿酒饮。

截疟。生鳖甲（不见汤煮，酢炙黄）。为末，乌梅肉为丸。每服三钱，效。

凡寒热疟疾。冬霜。以鸡羽扫之，瓶中密封阴处，久亦不坏。取钱半，热酒服。

三日大疟。活大乌龟一个。连壳，左右肩上各钻一孔，近尾处亦钻一孔，明雄黄九钱（研细），每孔掺入三钱，以磁黄泥包固，勿泄气，炭火煅，研细。每服准一钱，空心陈酒送下，二三服止。

又方：陈香橼一个。去顶皮，加透明雄黄研细，掺入炭火中煅，研极细。每服七分，软腐皮分作六七包，干咽下，不可吃汤，任其呕去痰。

疟四日两头。乌梅、槟榔、红花、常山各四钱。水煎，连服三剂，效。此方须发至三四十次者可服。

不论单双疟，至不食饮食，食则胀满不下。大荸荠。将好烧酒自春浸至秋间，每日服两个。

小儿初次疟疾，名胎疟。每日冰糖五钱。煎饮。更以蝉蜕二两作枕睡之。

小儿疟疾。鸡内金（煅）。乳服。男用雌，女用雄。

小儿未能谷食，久疟不疗。浓煎冰糖汤服，效。

眠卧门

夜不得睡。灯草一两。煎汤代茶饮，即睡，每日向晚不可吃茶。

又方：炒枣仁三钱，当归一钱，白茯神钱半，潞参一钱，远志肉一钱，炙鳖甲二钱。煎服。

胆虚不眠，心多惊悸。用酸枣一两。炒香，捣为散。每服二钱，竹叶汤调下。

虚劳不得眠。酸枣、榆皮各等分。为末，蜜丸，梧子大。每服十五丸，日再服。

人耽睡卧。用马头骨。烧灰。水服一匙，日三夜一服。作枕亦良。令人不思睡。

痛痹门

痹多风寒湿气入于阴分，久则化热。黄檗。酒浸，焙末。每温酒下一二钱。

风寒湿痹，四肢挛急，脚肿不可践地。紫苏二两。杵碎，以水三升，研取汁，煮粳米二合，作粥，和葱、椒、姜、豉食之。

风寒湿痹，五缓六急。黑雌鸡肉作羹食。

风湿挛痹，一切风气。苍耳子三两。炒，末。以水一升半，煎取七合，去滓，呷之。

风寒湿痹，通身麻木，或疼痛。生川乌末四钱，苡仁末二钱。入米粥内再熬，下姜汁一匙，蜜三匙，日三服。

麻木，痹症，痛风，历节。虎骨、木通。煎汤频饮。

风缓顽痹，诸节不随，腹内宿痛。原蚕沙。炒黄，袋盛，浸酒饮。

历节风。松叶三十斤。酒二石五斗，渍三七日，服一合，日服五六度。

历节风痛。独活、羌活、松节等分。用酒煮过，每日空心饮一杯。

历节诸风，骨节疼痛，昼夜不止。没药末五钱，虎胫骨（酥炙，为末）三两。每服二钱，温酒调下。

瘫痪门

痿。黄檗、苍术。煎服。

痿，俗名软瘫。羊肾一枚。煮熟，和米粉六两，炼成乳粉，空腹食，以愈为度。

又方：杜仲一两。切碎，酒、水各半煎服。三日能行，又三日愈矣。

痿证，虚而挟湿者。草薢十二两，杜仲四两。捣末。每旦酒下三钱。忌牛肉。

瘫缓。大豆（炒黑）。投酒中饮之。

痿躄脚弱。五加皮。酿酒服，或水煎代茶饮。

脚膝冷弱。石斛。煎服，或丸服。

脚膝痿弱，不可屈伸。牛膝。煎服，丸服，或浸酒服。

厥门

尸厥不醒，脉动如故。灶墨。弹丸，浆水和饮。

尸厥卒死，不知人者。烧尸场土二三钱。擂细。汤泡灌之即活。灶心土亦可。

**尸厥之病，卒死脉犹动，听其耳目中如微语声，股间暖者是也。

厥死之病，卧忽不寐，勿以火照，但痛啮其踵及足拇指甲际，唾其面，即苏。仍以菖蒲末吹鼻中；桂末纳舌下，而以菖蒲根汁灌之。

痰厥气绝，心头尚温者。千年石灰一合。水一盏，煎滚，去清水，再用一盏煎极滚，澄清灌之，少顷痰下自省。

热厥气痛。元明粉三钱。童尿调下。

阴证伤寒，极冷厥逆，烦躁，腹痛，无脉，危甚者。舶上硫黄。为末。艾汤服三钱，就得睡，汗出。

饱食填塞胸中者，名食厥。矾汤引吐。

肾厥头痛。大附子一个（炮熟，去皮），生姜五钱。水一升半，煎分三服。

斑痘服凉药过多，手足厥冷，脉微。炮干豆二钱半，炙甘草钱半。水煎服。

暴死门

卒死无脉，无他形候。牛马屎。绞取汁，饮。无新者，水和干者亦可。

小儿卒死，吐利，不知何病。狗屎一丸。绞汁灌之。无湿者，水煮干者取汁。

小儿不知所病便死。雄鸡冠临儿口上，割血滴入口。

中恶客忤睡死。麝香一钱。研。和酢二合灌之。

中鬼气卒死，口鼻出血。雄黄末一钱。桃叶煎汤下。

小儿中客忤，强项欲死。衣中白鱼十枚。为末。敷母乳头上，令儿饮，愈。

热喝。灌地浆一杯即愈。

中暑发昏。新汲水滴两乳，以扇煽之；以地浆灌之。若与水，饮则死。

小儿中蛊，下血欲死。捣青蓝汁频服。

斑疹门

浑身黑斑，毛发如铜铁，眼赤鼻张大喘，乃热毒气结于下焦也。白矾、滑石各一两。为末。作一服，水二碗，煎减半，不住服尽。

风热发疹。炒牛蒡子二钱，浮萍四分。研末。以薄荷七分煎汤服二钱，每日二服，疹多停服。

瘾疹瘙痒。白蜜不拘多少。好酒调下，效。

疹子干黑危困。山楂。为末。紫草煎酒调服一钱；轻者，白汤下，即时红活。

疹后咳嗽。枇杷叶。煎浓汁，点白蜜少许服。

疹后不慎，口腹或误服温补而成麻劳。秫米。煎汤频服。

瘩后斑疮入目生翳障。甘菊花、绿豆皮、谷精草。为末。同柿饼用粟米泔慢火熬干，去渣，食柿饼十余个，效。

痘门

免痘法。净银花一斤。生晒，研末，净白蜜丸，如龙眼大。日日与儿服之，可不出痘，甚验。

又方：橄榄三斤。连核焙干，研细。每日拌粥饭食之。

稀痘法。生黄豆、生绿豆、生扁豆（或黑豆亦可）、生甘草、银花等分。代茶饮。

又方：小儿能食，即以干柿，饭上蒸透，嚼饭饲之。并免疳泻诸疾。

稀痘。黑大豆三钱，甘草一钱。煎汁频饮。

又方：预食鸽蛋。

预解痘毒。白水牛虱一岁一枚。和米粉作饼。与儿空腹食，取下恶粪。

时痘流行，恐其举发。生麻油一盏。水一盏，旋倾入油内，柳枝搅稠，每服二匙，大人服一盏，大便利，毒自去矣。

又方：鸡子一枚。童溺浸七日，水煮食。

痘疹不出。萝卜子（生）。研末。米饮服一二钱，良。

痘疹不发。韭根煎汤服。

痘疮不快，初出或未出，多者令少，少者令稀。老丝瓜近蒂三寸。连皮烧存性，研末。砂糖水服。

痘发不快。荸荠汁。白酒酿调匀，温服。

　　痘瘄不起，忽然沉陷。 粪坑内陈年砖一块。活水洗净，真陈酒五斤放钵内，栗炭火将砖烧炭火，将砖烧透，浸酒内提出，复烧，如此三遍，其酒不过二斤，候温令病人服一二杯，余酒陆续饮。不饮酒者，用天泉亦可。

　　消解痘毒。 紫草一钱，陈皮五分，葱白三寸。新汲水煎服。

　　痘出黑陷。 箬叶灰一钱，麝香少许。酒调服。

　　又方： 生犀角、生玳瑁各一钱。磨汁，入猪心血少许，紫草汤和服。

　　痘疹干黑危困。 山楂。为末。紫草煎酒调服一钱，轻者白汤下，即时红活。

　　痘疮黑陷，心烦气喘，妄语见鬼。 不落水猪心血和冰片。丸如芡实大。每服一丸，以紫草酒下，少刻瘀下神清，疮即红活。

　　痘疮变黑。 穿山甲、蛤粉。炒，为末。每服五分，入麝香少许，温酒服，即转红色。

　　痘疮恶证，如斑痘倒陷，毒气壅遏于里，则便血，昏睡不醒。 用抱出鸡子壳（去膜）。焙，研。每服半钱，热汤调下。婴儿以酒调抹唇舌上，并涂胸背，效。

　　痘出狂乱。 六一散加朱砂二分，冰片三分，麝香一分。灯芯汤下。

　　咽喉痘疹。 牛蒡子二钱，桔梗一钱半，粉甘草节七分。水煎服。

痘疮作痒。蝉蜕二十一个，甘草（炙）一钱。水煎服。

目生翳障。黑大豆、绿豆、赤豆各三斤，枸杞子、甘菊花（去蒂）各八两。洗净，煎，滤清，去渣，瓷罐内熬膏，入白蜜四两，搅匀，收瓷瓶内。每服一匙，挑于口中，开水下。

又方：白菊花、谷精草、绿豆皮等分。为末。每一钱，以干柿饼一枚，粟米泔一盏，同煮干，食柿，日三。

痘后目翳。石决明（火煅，研）、谷精草、绿豆皮等分。为末。每用一钱，以干柿饼一枚，粟米泔一盏，同煮，候泔尽，食柿，日食三枚，浅者五六日，远者半月，效。

又方：蛇蜕一条（洗，焙），天花粉五分。为末。破开羊肝夹药，米泔煮食，效。

痘不落痂。白砂糖，汤点服。

黄疸门

黄疸。鸡子（连壳）。烧，研。淡醋调服，鼻中出虫为效。甚者，不过用三次。

又方：茵陈草。煎浓汤。腹中不快，加神曲、麦芽；小便不利，加车前子并服。

又方：瓜蒌根。打汁连服。

又方：生白酒煮螺蛳，勿放盐，将螺与酒尽量吃，取睡，黄发出，效。

又方：每晨饮淡豆腐浆。

黄疸如金。薏苡根。煎汤，顿服。

黄疸如金，睛黄，小便赤。生蔓菁子。末，熟水调服一匙，日三。

五种疸疾及黄汗。猪脂一斤。温热服，日三，当利乃愈。

黄疸内热。地丁。末。酒服三钱。

黄疸初时，便溏不爽者。青壳鸭蛋。敲小孔，纳朴硝，纸封炖熟，日二服，效。

五色黄疸。秦艽。酒浸绞汁，每日空心服。

阴黄，身面稍黄，小便色如故，大解不实，此寒湿疸也。半夏四钱，生姜六钱。水煎分三服。甚者，理中汤加茵陈。

热黄疸疾。萹蓄。捣汁，顿服一升。多年者，日再服。

湿热成疸。甘草一尺，栀子十五枚，黄檗三钱。水四升，煮取一升，分二次服。

又方：柳枝。煎汤服。

湿热黄疸，两目遍体指甲尽黄色。真青黛一分，洁白明矾五分六厘。研细末。分七服包开，每日早空心用鸡蛋一个，去黄沥清，调送一服。

酒疸。茵陈、干葛、栀子等分。为末。取田螺一二个，擂烂，酒服。

又方：小麦苗。水和绞汁，每服六七合，日三服。

又方：鳖。烹熟如常法作羹食数个。

酒疸，眼黄，脾热。用青瓜蒌。焙、研。每服一钱，水半盏，煎七分，卧时服，五更泻下黄物立可。

酒疸，诸疸。田螺。将水养数日，去泥，取出生捣烂，入好酒内，用布滤过，饮汁。

黄疸，酒疸。小螺蛳。养，去泥土，日日煮食，饮汁，效。

谷疸。猪脂一小升。温服，日三，燥矢下即愈。此失饥大食，腹中胀热发黄也。

又方：食黄鲋鱼作脍，和五味食之。

又：取活者，置水中常常看之。

胃热食疸。栀子。水煎饮。

食积黄疸。丝瓜（连子）。烧，末。每服二钱，因面得病，面汤下；因酒，温酒下，愈。

因交接后入水发黄，名女劳疸。用乱发如鸡子大一团，猪脂半斤。煎令消，分二服，愈。

女劳黄疸，气短声沉。女人月经和血衣。烧灰。酒服一匙，日再服，三日瘥。

女劳黑疸，由肾气过损者。血余四两，猪油一斤。熬至发枯，取油盛贮，一切食物中可用油者俱用之。

黑疸危疾。瓜蒌根一斤。捣汁六合，顿服。有黄水从小便出，不出再服。

小儿黄疸。胡黄连、川黄连各一两。为末，用黄瓜一个，去瓤留盖，入药合定，面裹煨熟，去面捣丸，绿豆大。每量大小，温水下。

诸黄。白鲜皮。煎服。亦治风痹。

五种黄病。水芹。捣汁饮。

又方：野蚕豆。捣汁，频服。

黄病。薏苡仁。捣汁和酒服，效。

又方：马鞭草。煎汤饮。

黄病，内外皆黄，小便赤，心烦，口干。秦艽三两，牛乳一大升。煮取七合，分温再服，或加芒硝六钱。

湿热黄病。黄牛粪。日干，为末，面糊丸，梧子大。每食前白汤下七十丸。

寒湿发黄。禾杆。煎饮。

五般急黄。山豆根。末。水服二钱。若带蛊气，以酒下。

通身发黄，小便赤。茵陈蒿。水浓煎服。

脾病黄肿。青矾四两（煅成赤珠子），当归四两（酒醋浸七日，焙），百草霜三两。为末，以浸药酒打糊为丸，梧子大。每服五丸至七丸，温水下。

腹胀黄肿。亚腰壶芦连子。烧末。每服一个，食前温酒下，十余日效。

黄汗者，乃大汗出入水所致，身体微肿，汗出如黄檗汁。用生茅根一把。细切，以猪肉一斤，合作羹食。

妇人血黄。黄茄子。竹刀切，阴干，为末。每服二钱，温酒调下。

小儿身体发黄。花粉。捣汁，蜜引温服。

小儿发黄。生瓜蒌根。捣取汁二合，和蜜二大匙，暖服，日一次。

头门

卒然头痛。白僵蚕。为末。熟水调下二钱，瘥。

头痛。藜芦一茎。研末，入麝香少许，吹鼻，并服甘草汤。

头痛连睛。牛蒡子、石膏等分。为末。茶清调服。

风热头痛。荆芥穗、石膏等分。为末。每服二钱，茶调下。

又方：菊花、石膏、川芎各三钱。为末。每服一钱半，茶调下。

热病头痛，发热。大瓜蒌一枚。去瓤，细锉，瓷器中热汤泡服。

痰厥头痛。炒牛蒡子、旋覆花等分。为末。腊茶清服一钱，日二服。

风痰头痛不可忍。天南星二两，荆芥叶一两。为末，姜汁糊丸。食后姜汤下。

气实有痰，头痛，或眩晕。大黄。酒浸三次，为末。茶调服。

头风头痛。大豆三升。炒熟至烟出，入瓶，以酒五升沃之，密封七日，温服。

风眩头痛。白菊花。为末，酒调服一钱，日再；或浸酒；或取嫩茎叶作羹，亦良。

偏正头痛，并夹头风，连两太阳穴痛。白僵蚕。为末。葱茶调服。

诸风头运。苍耳叶。晒干，为末。每服一钱，酒调服，日三服。

头风。服荆沥不限多少，以瘥为度，外以甘菊花装枕枕之，良。

头运。生白果肉二枚。杵烂，开水冲服。至重者，五次必愈。

大头瘟、头面腮际肿胀极大，寒热交作，甚者崩裂出脓。人中白。火煅，研末。每服二钱，白滚汤调服。

又方：好青黛。末。调服二钱。

额上起一颗紫色光亮形似葡萄，倏尔周身亦起疙瘩紫块，乃葡萄疗毒，一见鼻红即死。紫草茸、茜草根等分。煎服。

脑门

脑鸣。甘菊花。浓煎，频服。

又方：女贞子、旱莲草等分。为末，橄榄汁为丸。

桑叶汤下。

又方：桑叶、黑芝麻、丹皮、栀子等分。研末，蜜丸。陈细茶煎汤服。

脑后生窍，咳则脓血相应而出，此肺痿也。用参、芪、归、芍，加退热排脓之剂。

发门

黑须发。何首乌。末服，丸服，酿酒服，皆佳。

少年发白。黑芝麻（九蒸九晒）。末之，以枣肉丸。久服。外以铅梳，日梳之。

蒜发。干柿五枚（以茅香汤煮熟），枸杞子（酒浸，焙，研）等分。杵丸，梧子大。每服五十丸，茅香汤下，日三服。

毛发如铁，眼白变黑不语如醉。载目门。

毛发如铜铁，眼赤，鼻张大喘，浑身出斑，乃胃中热毒结于下焦。白矾、滑石各一两。为末。作一服，水三碗，煎至半合，不住饮。

面门

面肿。冬瓜。煮汤恣饮。

身面浮肿。乌豆一升。水五升，煮汁三升，入酒五升，更煮三升，分温三合。

身面卒肿，脉洪大。菟丝子一升。酒五升，渍二三宿，每饮一升，日三服。

头面忽肿，热毒风气内攻，或连手足赤肿，触着痛

者。牛蒡子根。洗净，研烂，酒煎成膏，绢摊贴肿处，仍以热酒冲服一二匙。

伤风，面目浮肿。葱白。煎汤饮之，洗之。

身面浮肿，小便不利。喘急。胡葱十茎，赤小豆三合，硝石一两。以水五升煮葱、豆至熟，同擂成膏。每空心温酒服半匙。

面黵。枸杞子十斤，生地三斤。为末，蜜丸。每服麦冬汤下三钱，日三。

又方：白萝卜。煮粥饭常食，能令面白如玉。并戒厚味。

面癞。枇杷叶、栀子等分。为末。每服二钱，开水下，日三。

夏日面患疖。生地三钱，元参。煨猪蹄腿肉一斤，食之，并用汤洗。

鸬鹚瘟，两腮肿胀，憎寒恶热。侧柏叶。捣烂，敷，内用薄荷浓汤热服。

发颐。用青黛五分，生甘草二钱，金银花五钱，瓜蒌半个。酒一钟，煎服。

下颊脱落。口含乌梅一个，即上。

小儿初生，面青身冷，口噤，胎寒也。白僵蚕、木香、肉桂、陈皮、槟榔、炙甘草各五分。煎服。

耳门

耳暴聋。菊花、木香、石菖蒲。擂烂，酒服。

23

又方：烧铁令赤，投酒中饮之；外以磁石塞耳中，日易，夜去之。

又方：白蒺藜（去刺）。为末，蜜丸服。

少年耳聋。醋炒木耳五钱。白糖拌食。亦治十年久聋。

肾虚耳聋。乌雄鸡一只。治净，以无灰酒三升煮熟，乘热食，三五只效。

耳内常鸣如鸟雀啾唧之声，此风火挟脑也。煎川当归服。

眉门

眉毛摇动，目不能视，交睫唤之不应，但能饮食，经日不效。蒜三两。酒调下。

目门

目痛夜甚，用凉药不效者。以夏枯草五钱煎服。

目珠昼不觉痛，而夜间痛甚者。夏枯草二两（炒），香附二两（醋炒），生甘草四两（炒）。为末。每服一钱五分，清茶调下。

双目视如好人，夜不见物。夜明砂、石决明各三钱。研细末。猪肝八两成八块片开，勿断，铺药于内，麻线缚，米泔水二碗，砂锅煮透，临卧带汁食。

虚人目无病，点灯即不见物，或羞明。羊肝。煮食，效。

又方：鲜合欢皮。煎服。

雀目夜盲。石膏末一钱。猪肝一片批薄，糁药在上，缚定，砂瓶煮熟，切，食之。

小儿雀盲，至晚不见物。羯羊肝一具。不用水洗，竹刀剖，入谷精草，瓦罐煮熟，日食之，效。忌铁器。

目翳。胡桃肉、乌苮柿饼等分。捣烂。开水调服。

病后生翳。白菊花、蝉蜕等分。为散。每用二三钱，入蜜少许，水煎服，验。

小儿夜盲，或疳积后目闭翳膜。羯羊肝一具。不见水，不犯铁，竹刀切，入谷精草一握，研末。瓦罐内煮熟，不时食，效，屡验。

内障，青盲。夜明砂（糯米炒）、黄檗叶（炙）各一两。为末，羊胆汁丸，梧子大。每卧时竹叶汤下二十丸，至五更米饮下二十丸，瘥乃止。

又方：白羊肝一具，黄连一两，熟地黄二两。同捣丸，梧子大。食远茶服七十丸，日三服。

久患内障。用车前子、干地黄、麦门冬等分。为末，蜜丸，如桐子大。服之。

青盲。用二蚕沙三斗。晒燥，每晨服三四钱，淡盐汤下。

病后青盲，日近者可治。仙灵脾一两，淡豆豉百粒。水一碗半，煎一碗服，愈。

又方：青羊肝。切薄片，水浸，吞之。

痘后斑疮入目，生翳障。甘菊花、绿豆皮、谷精草。为末。同柿饼用粟米泔慢火熬干，去渣，食柿饼十余个，效。

眼中胬肉。蛇蜕一条（麻油三钱炒黄色，不可焦，）黑绿豆三合（炒），砂糖一碗。水一碗，共煎七分，食远服。

目生赤脉贯瞳神者。元参。为末，以米泔煮猪肝，日蘸食之。

眼中漏脓。龙胆草、当归等分。为末。每二钱，温水下。

肝虚目暗，迎风下泪。腊月牝牛胆盛黑豆，悬风处，每夜吞三七粒，须久服。

眼中血如射而出，或沿鼻流下血多，经即不行，此阴虚相火为患也。用归、地、芍、黄檗、知母、桃仁。煎服。

目中流血。用当归、川芎、白芍、生地、龙胆草。煎服。

眼角出血。槐花（炒焦）。煎服。

小儿目闭，或出血，或肿涩，此慢脾风也。以猪胆涂甘草，炙，研末。乳调服。

睡起目赤。生地黄汁。浸粳米半升，晒干，三浸三晒，每夜以米煮粥食一盏。

风邪眼寒。煅石膏、川芎各二两，炙甘草五钱。为末。每服一钱，葱白汤下。

病热，目视壁上皆是红。莲花。滚痰丸下之。

视物皆倒植，因吐后倒其胆府所致。藜芦、瓜蒂。为粗末。水煎，平旦顿服，再探吐，再吐复正矣。

眼白变黑，见物依旧，毛发直如铁，虽能饮食，不语如醉，名曰血溃。五灵脂二钱。酒调下。

睛垂出至鼻，如角黑色，痛不可忍，或时时大便血出，名曰肝胀。羌活。煎服。

眼中常见诸般禽虫飞走，以手捉之则无，乃肝胆经疾。酸枣仁、羌活、元明粉、青葙子花各一两。为末。每服二钱，水一大盏，煎至七分，和滓饮，日三服。

病后目张不闭，气结胆衡不下也。郁李仁。酒煮饮使醉。

小儿疳气攻目。鸡肝一具。不落水竹刀切片，用牡蛎粉八分，飞辰砂少许，拌匀，掺入，饭锅上蒸熟食之。如此十次，翳障退净。当时忌食茶汤、油腻。

小儿惊风后瞳仁不正者。以阿胶育神，人参益气，服，最良。

积年失明。决明子二升。为末，每食后粥饮服一匙。

开翳复明。生地、枸杞、甘菊（净瓣）、谷精草、木贼各四两。人乳拌浸一日，晒九日，又用童便浸，再晒九日，倘遇天阴，微火烘干，研细末，陈米粉调和为丸。清晨白滚水下三钱。无翳，去木贼。

砂芒入目。蚕沙。拣净，空心新汲水下十枚。勿嚼破。

鼻门

鼻塞。干柿、粳米。煮汁常服。

鼻渊。老刀豆。文火焙干，为末。酒服三钱。

鼻渊，脑漏。石首鱼脑骨二三十枚。煅，末。每服五分，酒下。先用二分吹鼻中。

鼻渊流涕。苍耳子。炒，末。每白汤点服一二钱。

又方：百草霜细末。冷水调服。

风寒鼻渊。苍耳子、辛夷花各三钱。煎服。

风热鼻渊。丝瓜藤近根三五寸。数株晒燥，烧存性，为末。每一钱，陈酒下。

鼻渊，因久吸兰香烟而成者。白鲞脊骨。烧烟，熏洗之。

鼻中流黄水不止。用丝瓜近根三五寸。烧灰存性。酒调服。

脑崩流汁，鼻中时时流臭水，脑痛，名控脑砂，有虫食脑中也。丝瓜藤近根三五尺。烧存性。每服一钱，温酒下。

鼻流腥臭水，碗盛之，有铁色虾鱼如粳米大，走跃不住，旋化为水，此肉坏也。日食鸡肉二次，作馔，月余愈。

鼻中长毛，昼夜可一二尺，渐粗如绳，痛不可忍，摘去复生，因食猪羊血过多所致。乳香一两，硇砂五钱。为末，丸梧子大。空心、临卧各一服，水下十粒。

鼻上酒齄。凌霄花、山栀子等分。为末。每用茶服二钱，日二服，数日除。

鼻衄门

吐衄，一切血疾。白茅根。洗，捣汁，日饮一。合花亦可。

口鼻出血如涌泉，因酒色太过伤心肺者。荆芥。烧、研，陈皮汤服二钱。

衄血。川郁金。为末。井水服二钱。甚者，再服。

又方：乱发五两。烧灰。水服一匙，日三，并吹鼻中。男用母发，女用父发，更佳。

又方：人中白。为末。白汤调服，效。

又方：生萝卜汁半盏。入盐少许，搅匀饮之。

衄血，胸膈间瘀血凝滞者。韭汁冷饮三四盏，必胸中烦躁不宁，后自愈。

肺病衄血。百合。捣绞汁，和水饮之；或煮熟食之。

肺热衄血。蒲黄、青黛各一钱。新汲水服。或发灰等分，生地黄汁调下。

鼻衄不止。用人中白。新瓦焙干，温酒调服。

又方：硼砂一钱。水服，立止。

又方：元明粉二钱。水服。

衄不止。画家所用画粉。研极细。每服五钱，新井水调服，立止，二服除根。

小儿衄血不止。麦门冬、生地各五钱。水煎服，效。

小儿鼻衄不能吃乳。鲜生地黄。捣烂取汁，灌之。

口门

口臭。芝麻。炒研。入盐少许，食。

食韭、薤、葱、蒜口臭。砂糖汤饮。

老血在心脾间，致咳唾、言语、口气臭者。射干根。煮汤饮之。

口咸。用知母、乌贼骨。煎服。

口吐清水。用艾叶汁。煎饮。

口疮。用蔷薇花根。浓煎，先漱后服，神效。

小儿燕口两角生疮。发灰三钱。饮汁服。

鹅口白。鸡内金。为末。乳服五分。

小儿撮口。甘草。水煎服，令出痰涎，以猪乳滴入口中，自瘥。

初生小儿口噤，面青身冷，胎寒也。白僵蚕、木香、肉桂、陈皮、炙甘草各五分。水煎取汁，绵蘸令儿吮。

小儿口噤身热。青竹茹三两，酢一升。煎取三分之一，温分数服。

小儿口噤。面赤者，属心；白者，属肺。鸡屎白如枣大。绵裹酒服。

口内生肉球，臭恶有根，线长五寸余，如钗股吐球出，方可饮食，以手轻捏，痛彻于心。水调生麝香一钱，服数日验。

舌门

舌苔。薄荷、黄檗、硼砂等分，冰片减半。蜜丸，弹子大。含化。兼治口舌粟疮。

舌肿。秤锤。烧赤，淬醋一盏，饮。

舌肿大满口。真蒲黄。末。频掺舌上呷。黄连汤泻心火，瘥。

舌胀满口。以辰砂一钱，伏龙肝二钱。鸭子清调服。

口舌热肿。苋菜根。煎汤饮。

舌大硬肿，咽喉肿闭，即时气绝，名曰翠舌。急用皂矾，煅红色，地上候冷，研细。拗开牙关，频擦舌上；又酒送百草霜三钱。

舌尖出血。生蒲黄。末。擦舌上。内煎服生黄连一钱，连翘三钱，竹心二十根。

舌上出血，有孔如簪、如针者。赤小豆一升。杵碎。水三升和绞汁服。

舌肿出血如泉。乌鲗骨、蒲黄各等分。每服一匙。

舌硬出血不止。刺蓟。捣汁和酒服。干者，为末，冷水服。

舌尖出血，浑身虻出。服盐酢汤十数碗。

言语门

不语。美酒半升，人乳半合。和服；或煮淡豆豉汤，加美酒服之。

诸风口噤不语。荆芥末、童便。酒煎服。中风不语，天竺黄煎汁饮。

惊气入心，瘖不能言。密陀僧。茶服一小匙。

不语如醉，眼白变黑，毛发如醉。载目门。

哑病。蝉蜕。为末。水和服。

谵语，皆心为痰所摇应。用鲜猪心一具，将辰砂一钱，甘遂二钱。合研末，入猪心，外用牛粪煨热，取出药末，和作丸，用以猪心煮汁和丸。吞下即愈。

小儿狂语，夜半便发。竹沥。饮二合。

声音门

失音。猪脂一斤。炼过，去滓，入白蜜一斤，再炼少顷，滤净，冷定，不时挑服，或用梨汁频饮，或以人乳、竹沥和服。

又方：马屁勃、马牙硝等分。研末，沙糖丸，芡子大。含之。

咽喉失音。人乳、白蜜、梨汁各四两，香椿芽汁四两（如无鲜者，用干为末亦可）。和匀，重汤煮熟，不拘时服。

喉风失音。靛花，苏、薄荷叶等分。为细末，蜜丸,弹子大。每用一丸,临睡嚼化。

失声不出。萝卜。捣自然汁,入姜汁少许,时时饮之。

又方:皂角一条(去皮子),莱菔三枚。煎,服数次。

又方:石菖蒲。或煎,或末服,佳。

又方:通草。煎服。

卒失声音不出。橘皮。浓煮汁频服。

痰热失音。天竺黄。煎汁饮。

中风失音。白僵蚕。酒服。

久嗽失音。童便温服,能降火也。

声哑。牛蒡、桔梗、甘草。煎服。

又方:青黛、薄荷。蜜丸。含。

咳嗽声嘶,血虚受热也。青黛、蛤粉。蜂蜜调服。

咳嗽门

咳。猪胰一具。薄切,煮食。

又方:甘梨。恣啖。老人无齿者,加白蜜蒸服。

嗽。萝卜子、炒杏仁(去皮尖,炒)等分。蒸饼丸,麻子大。每服三五丸。

咳嗽。用川贝母、茶叶各一钱,冰糖三钱。共为末。滚汤下。

热嗽不止。熟瓜蒌一个。入浓茶,加蜜蒸熟,时时咽之。

化痰治嗽。白明矾、建茶等分。为末。糊服。

化痰止嗽。丝瓜。煅，研末，枣肉丸，弹子大。每一丸，酒下。

咳逆上气。杏仁。炒，研，蜜丸。含咽。

又方：紫苏子。水研汁，同粳米煮粥食。

肺热咳嗽。沙参半两。水煎服。

又方：半夏、瓜蒌仁。丸服。

热痰嗽。以半夏同南星、黄芩，丸服。

湿痰嗽。以半夏为主，同南星、白术，丸服。

老痰嗽。浮水石。丸服。

痰嗽难卧。用胡桃三个，姜三片。卧时嚼服，少用开水，吞下即卧。

气实者痰嗽。用荆沥加姜汁。

气虚者痰嗽。用竹沥加姜汁。

咳痰气臭。用射干以散热；贝母、知母、枇杷叶俱清肺，消痰止嗽。

阴虚久咳。用款冬、百部，末服；或用款冬、百合，蜜丸服。

诸虚痰嗽。藕汁、梨汁、萝卜汁、人乳、姜汁、白糖、砂糖、童便各四两。瓷瓶内炭火熬一斤，每日空心白滚汤送四钱，验。

受寒咳嗽。核桃连皮，加冰糖少许。捣烂，开水冲服数次。

痰哮咳嗽。苎根。煅存性，为末。生豆腐蘸三五钱食，效。

痰喘咳嗽。白蚬壳（多年陈者）。烧存性，为极细末。以米饮调服一钱，日三服。

痰饮咳嗽。真蚌粉。新瓦炒红，入青黛少许，淡韭水滴麻油数点，调服二钱。

干咳无痰。熟瓜蒌。捣烂绞汁，入蜜等分，加白矾一钱，熬膏。频含咽汁。

酒后咳嗽。白僵蚕。焙，研末。每茶服一钱。

肺气喘满咳嗽，或吐血。桑白皮四两。泔浸三宿，锉细，糯米一两焙干，同为末。米饮调下一二钱。

酒痰咳嗽。瓜蒌仁、青黛等分。研末，姜汁蜜丸，芡子大。每嚼一丸。

痰嗽带血。柿饼。饭上蒸熟，批开，糁青黛一钱。每日卧时食之，薄荷汤下。

咳嗽不止。海浮石。末。汤服，或蜜丸服。

久嗽。瓜子一味。浓煎常服。

又方：粟壳（去筋）。蜜炙为丸。每服五分，蜜汤下。

经年气嗽。橘皮、神曲、生姜（焙干）等分。为末，蒸饼和丸，梧子大。每服三五十丸，食后、夜卧各一服，效。

久嗽不止。马勃。为末，蜜丸。白汤下，愈。

又方：百部一味。熬膏，入蜜不时服。

老人久咳嗽。杏仁、胡桃仁等分。蜜丸，弹子大。姜汤嚼下。

老人喘嗽不得卧者。杏仁（去皮尖）、核桃肉各等分。蜜丸，弹子大。每一丸，细嚼姜汤下。

又方：生姜汁五两，黑砂糖四两。水煎二十沸，每半匙。渐渐咽之。

小儿未晬咳嗽。直白僵蚕。细末。涂乳上令吮，效。

小儿猝嗽，百日内咳嗽，痰壅。贝母五钱，甘草（半生半炙）二钱。为末，砂糖丸，芡子大。每米饮化下一丸。

小儿嗽。瓜蒌皮。蜜涂，慢火炙焦赤色，为末。每服一钱，蜜调成膏，频抹儿口。

小儿喘咳，发热，自汗，吐红，脉虚无力。人参、天花粉等分。每服半钱，蜜水调下，以瘥为度。

小儿痰喘，咳嗽膈热，久不瘥。瓜蒌实一枚（去子）。为末，寒食面和作饼，炙黄研末。温水化下一钱，日三服。

哮吼门

哮。每晨饮豆腐浆，以愈为度。

又方：白前。研末。温酒调服二钱。

又方：萝卜子一合。研。煎汤服。

又方：海螺蛸。焙，末。大人五钱，小儿二钱，红砂糖调服。

痰哮。浸湿海带四两。煎汤调饴糖服。

又方：淡豆腐。每晨饮之。

又方：漂淡陈海蜇。煎汤，生萝卜捣汁和服。

冷哮。扁式老南瓜一个。挖盖去子，入大麦糖二斤，候冬至蒸一个时辰为度，每晨取二调羹滚水冲服。

小儿天哮，咳嗽，痰喘。海浮石、飞滑石、甜杏仁、薄荷各净末四钱。每服二钱，用百部煎汤下。

小儿痰齁多年。海螺蛸。末。米饮服一钱。

哮嗽。苎麻根。煅存性，为末。生豆腐蘸食三五钱，效。

小儿吼嗽。款冬花三钱，晶糖五钱。茶壶内泡汤当茶，验。

哮喘。立秋后择粗大丝瓜藤，或南瓜藤，掘起根三四寸。剪断，插瓶中，其汁滴贮瓶内，封埋土中，年久愈佳。

又方：常食陈海蜇。

积年哮喘，体实者。用萝卜子一合。研，碎。水煎服，神效。

年深哮喘。鸡子。略敲损，浸尿缸中三四日。煮食，能去风痰。

喘促门

喘。胡桃肉（连衣）、杏仁（去皮尖）、生姜各一两。研膏，入炼蜜丸，弹子大。卧时服。

又方：人参末三钱。鸡子清调，五更初服便可仰卧。年久者，再服愈。

喘者。用瓜蒌一个，明矾枣大一块。同烧存性，研末。以热萝卜蘸食，药尽病除。

又方：生山药。捣汁半碗，入甘蔗汁半碗，和匀，顿热饮之，立止。

上气喘急。故锦一寸。烧灰。茶服，效。

喘急欲绝，上气鸣息者。人参末。汤服一匙，日五六服，效。燧案：此治肺气虚喘，若肺热者忌用。

喘急欲死。韭汁。饮一升，效。

肺气喘急。薤白。捣汁饮。

肺热气喘。生茅根一握。水二盏，煎一盏，食后温服。

肺热喘急。用丝茅根煎服。

气喘难卧。用皂角。炙、研，蜜丸。每服一丸。若系风痰，同半夏煎服。

肾气上冲，胁痛喘急。用小茴香研末。酒调服。

老人气喘。用莱菔子蜜丸服。若痰盛，同皂角烧研末，蜜丸服。

痰喘。海浮石、滑石、甜杏仁、薄荷各净末四钱。

每服二钱，百部煎汤下。

痰喘气急。梨。剜空，纳小黑豆令满，留盖合系，糠火煨熟，捣作饼。每日食，效。

又方：瓜蒌二个，明矾一枣大。同烧存性，研末。熟萝卜蘸食。

痰喘难卧。半夏二钱（炙），甘草、皂角（炙黄）各钱半，生姜一钱。水煎服。

风寒喘急，用麻黄；风湿喘逆，用羌活；散寒利肺，用紫苏、橘皮；气喘痰壅，用款冬花煎服。

因奔驰劳瘁，骤饮冷水成喘者。用竹叶三斤，橘皮三两。水一斗，煮取三升，去滓，三日服毕，愈。

腹胀喘满。山豆根。为末。一钱，滚汤调服。

喘促浮肿，小便淋漓。杏仁二两（去皮尖）。熬研，和米煮粥。空心吃二合。

小儿齁喘。活鲫七个。器盛，儿自便尿养之，待红煨熟。

积年哮喘体实者。用萝卜子一合。研碎。水煎服，效。

年深哮喘。鸡子。略敲损，浸尿缸中三四日，煮食。

哮喘气急。白果三十二个。杵碎。米泔煎汤饮。

火郁喘咳。用知母、杏仁煎服。

虚寒喘嗽。用胡桃、生姜嚼服。

喘嗽。用僵蚕、细茶（为末）等分。临卧调服。

痰喘咳嗽。白蚬壳多年陈者。烧存性，为极细末。米饮调服一钱，日三服。

久嗽痰喘。萝卜子（炒）、杏仁（去皮尖，炒）等分。蒸饼，丸麻子大。每服三五十丸。

老人上气喘急，嗽不能卧。生姜汁五两，黑砂糖四两。水煎二十沸，时服半匙，渐渐咽之。

小儿喘咳，发热，自汗，吐红，脉虚无力。人参、天花粉等分。每服半钱，蜜调下。

小儿痰喘，咳嗽膈热，久不瘥。瓜蒌实一枚（去子）。为末，寒食面和作饼，炙黄研末。温水化下一钱，日三服。

哕恶噎气门

嗳气。旋覆花三钱，苏叶三分。煎汤，呷。

恶心苔白不渴者，寒也，橘皮，或生姜，煎汤服。口苦或燥者，火也，黄连，煎饮。

诸气呃噎。橘皮二两（去白）。水一升，煎五合，顿服。或加枳壳。

温病发哕，因饮水多者。枇杷叶（去毛，炙），香茅根各半斤。水四升，煎二升，饮。

哕逆不止。石莲肉六枚（炒赤黄色）。研末。冷热水各半盏和服。

呃噎不止。川椒四两。炒、研，面糊丸，梧子大。

每服十丸，酢汤下，效。

呕哕不止，厥逆者。芦根三斤。切，水煮浓汁，频饮，二升效。或加童便。

心痞呕哕，心下痞坚。生姜八两（水三升，煮一升），半夏五合（水五升，煮一升）。取汁，同煮一升半，分再服。

噎不下食。崖蜜。含，微微咽下。

噎吐。酸浆浆水煎头垢豆许，服一杯效。

久患咳噎。生姜汁半合，蜜一匙。煎，温呷三服，效。

茶积成病，痞、嗳、噎。花椒、芝麻等分。为末，蒸饼为丸，桐子大。每服十丸，茶下。

呃逆门

呃逆。芦根煮浓汁饮，或以枇杷叶浓煎饮。

又方：橘皮、竹茹等分。煎服。

咳逆上气。杏仁。炒、研，蜜丸。含咽。

呃逆不止。荔枝七个。连皮烧灰，为末。

又方：刀豆子。烧灰。并白汤调服，效。

呃逆欲死。半夏五钱，生姜二钱半。水煎服。

呕吐门

呕逆。竹沥。拌米煮烂饭服下。

吐逆。半夏三钱，糯米一钱，生姜一片，红枣三枚。煎服。

肺胃气逆作呕。川连三四分，苏叶二三分。煎服。

火证呕吐。苏叶一分，黄连二分。徐呷下。

气症呕吐。萝卜、蜜饯。细嚼咽。

虚症呕吐。干红莲子。细嚼咽。

虚逆呕吐。好酱油。开水调服。

胃寒呕吐。大黑枣七个（去核）。入丁香煮烂、去丁香，将枣连汤空腹服七服。

中酒呕逆。赤小豆。煮汁徐服。

湿热证呕恶不止。川连三分，苏叶二分。煎汤呷。

饮食辄吐。顿服生熟汤三升即止。

见食即呕，或食罢即呕。初起者易治，痰在胃口也。生姜二两（打碎），陈皮五六钱（切碎）。泡汤一碗，慢慢逐口吃下，自安。甚者，竹沥、姜汁和匀，逐匙挑在舌上咽下，若咽急，并药吐出矣。

怒哭伤肝，呕青绿水。韭汁，入姜汁少许。和服。

上气呕吐。芥子。蜜丸。寅时井华水空心服如梧子大七丸，及以酒浸服。

呕吐不止。陈梅酱煎浓汤。有火，加竹茹；有寒，加豆蔻，或砂仁，或煨姜。如无梅酱，以乌梅代之。

呕逆不止。真火酒一杯，新汲井水一杯。和服，妙。

呕哕不止，厥逆。芦根。煎浓汁频饮。

暴得吐逆不下食。生滑石末二钱。温水服，压以细面半盏。

呕吐阳厥卒死者。饮新汲水三升。

干呕。酒浸马原一宿，取汁服。

干呕厥逆。频嚼生姜，呕家圣药也。

吐酸。黑山栀三钱。煎浓汁，入生姜汁少许，和服。

又方：黄连六分，吴茱萸一分。煎汤饮。

口吐清水。干蕲艾。煎汤啜。

吐血门

吐血。晚桑叶。焙，研末。茶服三钱。

又方：瓜子一味。浓煎常服。

又方：海螵蛸末二钱。米饮下。

又方：红皮莲子。同猪肚煮极烂，但不可放盐，每日五更恣啖。

又方：糯米、莲子心。研末，墨汁丸梧子大。童便下。

又方：藕节、荷蒂各七枚。为末。米饮下二钱，日二服。亦可煎饮。

又方：白茅根。煎汤饮。

吐血，偶吐一二口，或不时吐之。侧柏叶。浓煎，和童便服。

又方：藕节（为末），入炒蒲黄、血余炭等分。调服，效。

又方：鸡子一个。打开，和三七末一钱，藕汁一小杯，陈酒半小杯，隔汤炖熟，食之两三枚。

卒然吐血。乌鲗骨。末。米饮服二钱。

阴虚肝旺，内热血少，诸失血证。熬浓藕汤饮，久久自愈，勿服他药。

劳心吐血。莲心七枚，糯米二十一粒。为末。酒下。

酒痨吐血。鸡距子一两。水二钟，煎一钟，不拘时服，渣再煎服。

劳伤吐血。扁柏子。研细末。自便调服。

肺痿吐血。黄明胶（炙干）、桑叶（阴干）各二两。研末。每服三钱，生地黄汁调下。

肺病吐血、衄血。百合。捣绞汁，和水饮，或煮熟食。

虚劳吐血。饮黑狗血神效。

又方：生地黄五斤，酒五斤。和捣，去滓服。

劳瘵失血。田龟肉和葱、椒、酱油煮食，补阴降火，累验。

举重伤肺吐血。用白及为末。米汤调服。治呕血、咯血亦良。

内热吐血。青黛二钱。新汲水下。

膈上吐血。枸杞根末。煎饮。

吐血紫黑成块，瘀血也。松花一钱，茜草根、桃仁、熟大黄、枳壳各一钱。煎服。

吐血不止。金墨磨汁，同莱菔汁饮。或生地黄汁亦可。

又方：上色白瓷器末二钱，皂荚子仁。煎汤下，连三服，愈。

又方：白薄纸十张。烧灰。水服，效。

又方：红锦三寸。烧灰。水服。

又方：炒阿胶二两，蒲黄六合，生地汁三升。水五升，煮服。

又方：就用吐出血块。炒黑，为末。每服三分，麦门冬汤调服，导血归元也。

又方：烧白马通。以水研绞汁一升服。

又方：蚕蜕纸。烧存性，蜜和丸。含化咽津。

又方：手指甲、头发。烧灰。酒调服。

又方：白及末。米饮调服，或酒调饮。

咯血。杏仁、牡蛎粉（拌炒）、青黛各一两。研匀，黄蜡化和作三十饼。每服一饼，以干柿半个，夹湿纸包煨香，窨去火气，粥饭下，日三服。

又方：红枣肉二斤，砂糖一斤，麻油四两。共捣烂，每晚服一两。

又方：萝卜和羊或鳖鱼。煮熟食。

呕血。黄檗。蜜涂，炙为末。麦冬汤下二钱。

又方：侧柏叶。研末。米饮调下二钱。

唾血。童溲。频服。

又方：海螵蛸。研末，驴皮胶丸，绿豆大。藕节汤下三钱。

呕血不止。鳔胶（长八寸，广二寸，炙黄，刮）二钱。甘蔗节三十五个，取汁调下。

咯血，唾血。槐花。炒研。每服一钱，糯米饮下，仰卧一时，效。

吐血，咯血。锅底墨。炒过，研细。井华水服二钱，连进三服。

吐血，唾血。蒲黄二两（炒黑）。每日温服，或冷水服三钱。

吐血，衄血。川郁金末。井水服二钱，甚者再服。

又方：生荷叶、生艾叶、侧柏叶、生地黄等分。捣烂，煎服。

又方：金墨。磨汁服。

又方：百草霜。研水服，并吹鼻。

吐衄，一切血疾。白茅根一握。水煎服。

一切血疾，破血止血。大蓟。生捣汁一小盏，和蜜少许服。小蓟亦可。

止吐、衄、咯、唾血。韭汁善消胸膈间瘀血凝滞，取汁冷饮三四盏，必胸中烦躁不宁，后自愈。

大人小儿吐血。蛤粉、炒阿胶各一两，辰砂少许。为末。藕节捣汁，入蜜调服。病后身面俱黄，吐血成盆，诸药不效，田螺十个，水漂去泥，捣烂，露一宿，五更取清者服二三次。

肺痿咳血。萝卜和鲫鱼煮熟，顿食。

痰嗽带血。款冬花、百合（蒸，焙）等分。为末，蜜丸，龙眼大。卧时姜汤嚼一丸。

咳嗽吐血，劳瘦骨蒸，日晚寒热。煮白粥，临熟入生地汁三合，搅匀，空心食。

咯血，吐血，痨嗽久不止。载虚劳门。

虚劳咳嗽，吐血，肺痿，肺痈吐脓血，垂危者。载虚劳门。

诸血补人身血不足，面无血色者。煎生血饮之，六畜及獐鹿之血皆可。

渴门

除烦止渴。生萝卜汁。熬稠。入白蜜同收，点汤良。

又方：饮第二次清米泔。

时气烦渴。生藕汁一盏。入蜜一合，分三服。止渴最好。

生津止渴。霜梅、乌梅各二十五枚（俱去核），苏薄荷末一两，冰片分半，硼砂钱半。研细，为丸。每含一丸，津液立至。

消渴润燥。白蜜、人乳、酥各一斤。溶化一处，不拘时服。

酒渴。牡蛎肉和姜、酢，生食之。

小儿口渴欲饮，五心烦热。黑豆。煮食。

小儿渴疾。桑叶。逐片染生蜜，绵系带上阴干，细切，煎汁代茶。

口干。桑枝。泡茶常服。

消渴。另详三消门。

须门

乌须。真乌骨小牝鸡二只，以黑芝麻一味同水饲之，放卵时取先放者一枚，开孔，用朱砂末填入，封好，同众卵抱之，出雏时取其药，已自结实，研细粉，蒸饼丸，绿豆大。每酒下五七丸。

黑须发。何首乌。末服，丸服，酿酒服，皆佳。

唇门

唇紧。青皮。烧灰。酒调下。

牙齿门

龈肿痛，畏风者，风火也。白芷。焙、末，蜜丸，朱砂为衣。每服一粒，荆芥汤下。

风虫牙疼。霜杀老丝瓜。烧存性。白汤服。并擦痛处。

齿䘌肿痛。桔梗、薏苡仁等分。为末服。

齿痛长出，碍于嚼物者。常服干地黄，良。

齿䶠。胡桃肉。细嚼食之。

龈衄，俗名牙宣。松针。熬汁。入飞面少许，搅匀，澄饮。

牙床出血。松针。熬汁一钟，入麦面少许，搅匀，澄清饮。

牙根出血不止，成碗成斗，如线索牵拽而出。大黄二钱。切片，生研。滚水调下。此症胃中实热，非降不可。

满口齿有血。枸杞根。末。煎汤，先漱后饮之。

青腿牙疳。饮白马乳。

痰饮门

治痰饮。瓦楞子壳（煅，研末）、黄熟瓜蒌。捣和作饼，晒干为末。蜜汤调一钱。或为丸入药，效过海粉。

热痰。用漂淡陈海蜇。煎汤，生萝卜捣汁和服。

化痰。丝瓜通条。烧，研细末，枣肉为丸，弹子大。每服一丸，好酒化下。

痰火。枇杷叶五十叶。水五十杯，煎至五六杯，再重汤炖至三四杯，每药三匙，用蜜一匙调下，愈。

痰饮，率十日一发，头痛，背寒，呕酸，不食。茯苓、吴茱萸等分。蜜丸，效。

痰火咳嗽，面鼻发红者。青黛（细研）三四钱，蛤粉三钱。炼蜜为丸，如指大。临卧口含三丸，效。

风痰。白僵蚕七条（细研），姜汁一匙。温水调灌。

饮酒痰癖，两胁胀满，时复呕吐，腹中如水声。瓜蒌实（去壳，焙）一两，神曲（炒）半两。为末。每服二钱，葱白汤下。

痰气膈胀。砂仁。捣碎，以萝卜汁浸透，焙干，为末。每服一二钱，食远沸汤服。

痰厥气绝，心头尚温者。千年石灰一合。水一盏，煎滚，去清水，再用一盏煎极滚，澄清灌之，少顷痰下自省。

化痰治嗽。明矾（半生半烧）、山栀子（炒黑）等分。为末，姜汁糊丸。眠时茶下。

化痰降气，止嗽解郁，消食除胀。贝母（去心）一两，姜制厚朴半两。蜜丸，梧子大。每白汤下五十丸。

肺家吐臭痰，或吐如鱼腥痰。川通草、芦根、苡仁、桔梗等分。煎服。

咽喉门

预防喉症。冬春二季，每晚食生萝卜数片。

又方：橄榄、萝卜。常煎汤代茶饮。

一切喉症。萝卜菜。于初冬摊屋瓦上，或挂树上，任其风吹、日晒、雨洗、霜凌，直至立春前一日收下，悬挂檐下，有风无日处陈久愈佳，煎浓汤服。

喉痛。用山豆根、射干各一钱。水煎服，立效。

喉风肿痛。丝瓜根。以瓦盆盛水浸饮。

喉痹肿痛。生油一合。灌，愈。

又方：白僵蚕（为末）半钱。乳香汤下。

喉痹热痛。上好消梨。杵，取汁频食。

喉闭咽痛。马勃。以蜜揉拌，以水调呷。

急喉痹风。玄参、牛蒡子（半炒半生）各八钱。煎服。

喉痹将死者。以乌鱼胆点入即瘥。病深者，水调灌之。

喉痹。糟茄，或酱茄。细嚼咽汁。

又方：丝瓜。捣汁灌。

又方：硼砂二钱。含化咽津。

又方：朴硝，或马牙硝，或焰硝，含口中细细咽汁，瘥。

又方：牛蒡子一合（半生半炒）。为末。热酒调下一钱。

又方：陈年白梅。入蜒蚰令化，嚼梅于口中。

喉痹，水谷不下。萝卜汁。徐徐咽之。

喉风，喉痹。大青叶。捣汁，灌。

喉痹塞口。韭地红小蚯蚓数条。酢擂，取食之，即吐出痰血二三碗，神效。

喉闭。蚯蚓。取汁吞之，即开。

喉闭，水浆不入。射干根。捣汁细呷，或酽酢同研汁，嚼，引出涎，效。

喉闭垂死。马兰根。捣绞汁，稍稍咽之。口噤者，灌下。叶子功同。

先一二日胸膈气紧，呼吸短促，忽然咽喉肿毒，手足厥冷，气闭不通，急锁喉风也。巴豆七粒（三粒生，四熟。生者去壳，研；熟者去壳，炒去油），将明雄黄五分，郁金一个，研末。每日半匙，清茶调下。如口噤咽塞，用小竹管吹喉。

缠喉风。猪牙皂角。细捣，醋调入喉口五匙，取吐。余药涂颈外，干则易。

又方：白矾末半钱，乌鸡子清一个。调匀，灌入喉中，效。

缠喉风，食不能下。大麦面。作稀粥令咽，容易下咽，可助胃气。

喉症气塞不通者。先呷好麻油，后以茶叶烧灰，水调下半钱。

喉蛾。立秋后择粗大丝瓜藤，或南瓜藤。掘起根三四寸，剪断，插瓶中，其汁滴，贮瓦瓶内，封埋土中，年久愈佳。

单双蛾，已成欲死者。紫罗兰，即紫色蝴蝶花，取根。杵烂，同醋和一碗，灌口内，吐出再灌。

喉痛，俗呼喉蛾。荆沥。徐徐咽之。

咽喉生疮，层层如叠，不痛，日久有窍出臭气，废饮食。臭橘叶汤多服。

咽生息肉及舌肿痛。秤锤烧赤，淬酢一盏，咽。

咽中结块，不通水食，危困欲死。百草霜。蜜丸，芡子大。新汲水化灌二丸。

喉烂。紫苏叶八分。萝卜汤煎服。

又方：土荞麦根一个。擂碎，食。

喉癣。真香梗芋艿十斤。去皮，勿烘，切片，晒极干，磨末，开水法丸。每服三钱，甜酒下，或米汤下，效。

咽喉卒肿，不下食。地龙十四条。捣涂喉外。

又：以一条著盐化水，入蜜服之。

小儿咽肿。牛蒡根。捣汁细咽。

梅核膈气。半黄梅子。每个用盐一两，腌一日夜，晒干，又浸又晒，至水尽乃止，用青钱三个夹二梅，麻线缚，装瓷罐，埋土中百日，取出。每用一枚，含咽。

咽喉猝噎。羚羊角。研末。饮服一匙。

又方：橘红。研末。水一盏，煎减半，热服。

又方：炭末。蜜丸。含之，咽汁。

咽喉失音。人乳、白蜜、梨汁各四两，香椿芽汁四两（如无鲜者，用干为末亦可）。和匀，重汤煮熟，不拘时服。

稻芒阻喉。芝麻。炒，研。白汤下。

误吞误哽门

诸物哽喉。瞿麦。为末。水调半钱或一钱服。

骨哽。用橄榄核。煅灰，用槟榔同服。

又方：单用核磨水服之，亦良。

又方：捣苎麻根汁灌之。

又方：鹿角。为末。含津咽下。

鱼骨哽。烧鱼网灰。服一匙。

又方：服橘皮汤。

又方：河中养畜活鸭，倒挂垂涎，瓷器接受，令患人仰卧，频灌，其骨尽化。

又方：橄榄味涩，食久则甘，嚼汁咽。

又方：腊月取鳜鱼或黑鱼、草鱼、鲫鱼胆，悬北檐下，令干。每取少许，酒煎化，温呷，以吐出为度。即鲠物已在脏腑，久而黄瘦，腹痛者，服此亦出。

又方：某鱼骨卡，即取某鱼生眼珠，腐衣裹，吞下。

甲鱼卡喉咙，汤饮难下。甲鱼生眼珠。以腐衣裹之，拼命吞之，下咽即愈。

误吞连壳囫囵螺蛳。食鸭涎。

兽骨哽。用狗一只，倒挂接涎，令患人仰卧，频灌，其骨尽化。

鸡骨哽。鸡汁化哽下。

鸡鱼骨哽。苎麻根。捣汁服之。

鱼骨、竹木哽，咽不下。象牙屑。水调一钱服。

误食麦芒，刺入喉中。将鹅倒提，口流涎，以碗盛之，饮少许。

稻芒刺咽痛痒。芝麻。炒，研。白汤下。

又方：硼砂、马牙硝等分。为末。蜜和含咽。

竹木刺咽。故锯。烧赤，渍酒，乘热饮之。秤锤亦可。

又方：服半夏取吐。

篾刺入喉。多年竹篱棍。急流水煎服。

稻芒、鱼骨哽喉及误吞竹木、钱钗。频食饴糖。

发哽绕喉。旧木梳。烧灰。酒调下。

又方：仍用发烧灰。开水调服。

误吞铁、骨等物，肠中觉坠，不能转送。多食青菜、猪油，自送入肠，与粪同出。

吞金银器。即用鸡毛水灌，再用韭菜汁灌之，其金次日必从大便而出。

吞金银环及钗。白糖二斤。一顿渐渐食之。

又方：鹅毛。烧末。白汤下。

吞钗。曝韭令萎，蒸熟，勿切，食一束即出。

铜铁物鲠咽。南烛根。烧，细研。水服一钱。

误吞铁物。羊头骨。煅，研。调稀粥食。

误吞针。用透活磁石生研。将黄蜡和捻如针，凉水送下，裹针从大便出。

又方：多食羊脂，自下。

误吞金银铜钱。羊胫骨。煅，研。三钱，米饮下。

误吞铜钱，虽无疼，久留腹中必成病。荸荠能化坚为软，多食无伤，可化铜。

又方：生茨菰。捣汁呷。

又方：面筋。炙，末，开水调服，在喉必吐，在肠必从便下。

又方：多食韭菜，累煮食之，韭即包钱从大便出。

又方：胡桃肉四钱，荸荠一斤。捣汁，和酒服。

误吞铁钉。猪脂多食，食饱自然裹出。

误吞蚂蟥。服蜂蜜自化。

又方：田中泥。酒和服一二升，当利出。

误吞洋烟。盐调冷水灌之。

颈项门

项强。僵蚕。炒，为末。每五分或一钱，酒泡，薄荷汤下，日三服。

颈项结核。连翘、芝麻等分。为末。时时频服。

痰核。半夏、川贝末各一分。鸡蛋大头穿一孔，不破内膜，入药在壳内膜外虚空处，以纸封固，竖饭锅内，蒸熟吃，每日一个，久之自愈。

又方：每鸡子一个，入贝母末三匙，蒸熟，夏枯草汤或银花汤下。

瘿气颈肿，久不消。海带、海藻、贝母、青皮、陈皮等分。为末，蜜丸。食后噙咽。

项肿与头相统，按之坚硬。服漏芦煎汤，服一剂即消。

项上生五色疮，如樱桃大，破则项皮断。逐日饮牛乳。

对口疮。鲜茄蒂七个，若干重，加鲜首乌同分量。水一钟半，煎服。干者亦可。

又方：白菊、甘草各四两。煎服。

又方：枸橘三枚。焙，黄酒冲服。微醉，盖被取汗。

瘰疬。煅牡蛎四两，玄参三两。俱研末，面糊丸，梧子大。每三十丸，酒下，日三。

又方：天名精五六枝。同鲫鱼煮熟，饮汁数次，自愈。

又方：三桑叶。晒干，为末。赤砂糖调服数两。

又方：牛皮胶四两（牡蛎粉拌炒成珠），土贝母八两。共研末，水法丸，如绿豆大。早、晚用昆布、海藻各一钱五分，煎汤下三钱，不论已破、未破，均效。

又方：土贝母、白芷各五钱。共研为细末。糖霜调陈酒下三钱。

又方：胡桃一枚。劈做两半，一半挖去肉，蝉蜕塞实，对合，山泥包好，煅，研细。陈酒下，每日服一枚。

瘰疬结核，或破或不破，下至胸前。何首乌根。洗净，日日生嚼，并取叶捣涂。

瘰疬未破。野菊花根。捣烂，煎酒服，以渣封之。

瘰疬初起。用海藻、昆布。洗净，浸酒服，滓敷。

又方：以野菊花根。擂酒服，滓敷。

又方：用僵蚕为末。每日水调五分，服一月，愈。

瘰疬、马刀。胡桃。劈开，去皮，入去钩全蝎一尾，合好，扎紧，瓦上炙存性，研。每日一枚，温酒调下，至愈即止。

颈项、颏下、耳前后结核累块连珠疬串，不疼，或微疼，破皮赤溃烂，久不收口。真香梗芋艿十斤，去皮，勿烘，切片，晒极燥，磨末，开水法丸。每服三钱，甜酒送下，或米汤下，效。

背门

发背初起疑似者。便以秦艽、牛乳煎服，快利即愈。

背疽初发。牛皮胶。新瓦上烧存性，研末。酒二盏服。

发背，一切疮毒，已成未成，但焮痛者。槐花四五两。微炒黄，乘热入酒二钟，煎十余沸，去滓，热服。又治湿热疮疥、肠风、痔漏诸疮作痛，效。

发背。用金银藤五六两。捣烂，入热酒一钟，搅匀取汁，黄酒温服，渣罨患处。

又方：大甘草一两。微炙，捣碎，水一升浸，器上横刀，置露中经宿，平明搅令沫出，吹沫服。

又方：干柞木叶、干荷蒂、干萱草根、地榆、甘草节各四两。细锉。每服五钱，水二碗，早、晚各一服，未成即散，已成即轻。忌一切毒物。

肘腋门

腋臭。白豆仁、丁香、藿香叶、零陵香、青木香、白芷、桂心、沉香各一两，香附二两，甘松、当归各五钱，槟榔二枚。为末，炼蜜丸，豆大，瓷器封盛。每日含三丸，夜一丸，咽汁。忌五辛、炙煿之物。兼服二冬膏，久饵不耗真气。

腋下臭。五更时取精猪肉二大片，以甘遂末一两拌之，挟腋下，至天明以甘草一两煎汤饮，良久，泻出秽物，弃野外，依法三五次，愈。密陀僧、糊粉之类皆塞窍，以治其末耳。

胁门

胁痛。大瓜蒌一个（连皮捣烂），粉甘草二钱，红花七分。煎服。

又方：地肤子。为末。酒服二钱。

胁痛气结。用玄胡索（去皮）、金铃子（去核）等分。焙，研细末。以旋覆花汤下二钱，效。

胁下刺痛。小茴香一两（炒），枳壳五钱（麸炒）。为末。每服二钱，盐酒调下，效。

风胁痛。防风。水煎服。

胸胁痛满。羚羊角。烧灰。水服一匙。

两胁痛。枳壳。煎服、末服并佳。

痰饮结聚，两胁胀痛。旋覆花。水煎服。

瘀血在胁下，坚痛。蛴螬。焙，为末。和酒服。

肾气冲胁，如刀刺痛，喘息不得。生茴香。捣汁一合，投热酒一合，和服。

腰胁卒痛。大豆（炒）二升。酒三升，煮二升，顿服。

胸门

胸痹痛如锥刺，不得俯仰，自汗出，或彻背。生韭或根五斤。捣汁服。

膈气疼痛。壁上陈白螺蛳。烧，研。每服一钱，酒下，效。

胸痛瘥而复发。韭根五升。捣汁饮。

胸间溃窍，咳则脓血相应而出。参、芪，当加清热排脓药服。

心坎门

寒热相乘于心胃间，心痛。黄连一钱平心火，附子一钱去胃寒，生白芍五钱入肝平木，不使克胃，又去郁。诸药不效，服此效。

心气作痛。鸡子一枚。打破，醋两合调服。

心痛。朱砂、枯明矾等分。为末。沸汤服。

又方：山羊血一分。烧酒化下。

心气疼痛。绿豆二十一粒，胡椒十四粒。同研。白汤调服，即止。

一切心痛。大马兜铃一个。灯上烧，研末。温酒服，效。

卒心气痛。锴墨二钱。热小便调下。

卒热心痛。生麻油一合服。

又方：炒五灵脂钱半，炮干姜三分。为末。热酒服。

卒心急痛，牙关紧闭欲绝。老葱白五茎。去皮须，捣膏，以匙送入咽中，灌以麻油四两，效。

心痛不可忍。晚蚕沙一两。滚汤泡过，滤取清水服，止。

蛔虫心痛。用六畜心。生切，作四窝，纵横割，路夹朱砂或雄黄于中，吞之。

蛔虫心痛如刺，口吐清水。白熟艾一升。水三升，煮服。或生艾捣汁，五更食香脯一片，乃饮汁。

中恶心痛。锴墨五钱，盐一钱。同研匀。热水一盏调下。

冷热心痛。伏龙肝末一匙。热以水服，冷以酒服。

心痛不止。败笔头三个。烧灰。无根水服，效。

积年心痛不可忍。浓煮小蒜，食饱，勿着盐，效。

心头痛欲死不可忍。良姜、厚朴、姜汁、炒灵脂各等分。为末。每一钱，醋汤下。

心痹痛。用良姜、槟榔等分。俱炒，为末。米汤调服。

心痹痛，服药已止而复痛。可用玄明粉一服，立止。

心痹气痛，气实有痰。煅牡蛎粉。酒服二钱。

心痛，实胃口痛也。若真心痛，不治。高良姜（酒洗七次，焙，研），香附子（醋洗七次，焙，研）。病因寒得者，姜末二钱，香附末一钱；因怒起者，香附末二钱，良姜一钱；兼有者，各用钱五分。以米汤加入生姜汁一匙、食盐一捻服，痛止后，用铲刀挑盐一撮，火上烧红，泡汤服，并服大枣数枚，效。

心腹诸痛。用玄胡索、五灵脂、草豆蔻仁（饭包煨）、没药等分。为细末。每用二三钱，热酒调下，效。

妇人心痛。丹参一两，檀香一钱，砂仁一钱。煎八分，服。

奔豚气痛。薤白。捣汁饮。

心中硬，按之则无。常觉膨满，多食则吐，气引前后，噫呃不除，由思虑过多，气不以时而行则结滞，谓之结气。人参一两，橘皮（去白）四两。为末，炼蜜丸，梧子大。每米饮下五六十丸。

神志门

忽觉自身作两人并卧，不别真假，不语，问亦无对，乃是离魂。辰砂、人参、茯苓。煎浓汤服。真者气爽，假者自化。

情志门

忧郁不伸，胸膈不宽。贝母（去心）。姜汁炒，研，姜汁面和丸。每服七十丸。

心忱郁积，气闷不散。番红花活血，久服令人心喜。

病笑不休。沧盐。煅赤，研，入河水煎沸，啜之，探吐热痰，愈。

妇人好哭悲伤，癫狂骂人，如有鬼神，自己不知其故，脏躁之症也。生甘草一两，小麦一升，红枣十枚。水六升，煮三升，分三次服。

小儿初生，昼夜啼哭不止，成痫，胎寒也。当归末如豆大，同乳汁灌之。

小儿夜啼。妊娠时食饮偏有所思者，以此哺儿。

又方：青黛。水研服。

小儿惊啼。鸡屎白。熬，末。以乳服之，佳。

怔忡惊悸门

胆寒睡卧不安，心多惊悸。炒酸枣仁一两。为末。每服二钱，竹叶煎汤调服。

心肾不交，怔忡无寐。川连五钱，桂心五分。研细，白蜜丸。空心淡盐汤下。

魂魄不安。真珠末豆大一粒，蜜一蚬壳。和服，日三次。

小儿受惊，举动失常。密陀僧。研末。茶清调服三四分。

又方：陈胆星九分，辰砂（水飞）一分。研匀。竹沥半杯，生姜汁一小匙，调麦冬一钱，橘红八分，薄荷脑一分，煎汤，冲入和服。

健忘门

健忘。远志、石菖蒲。煎汤代茗。

心神过扰，营血耗伤，不寐，善忘，悲愁不乐。甘草一钱，小麦三钱，红枣七枚（每枚以银针刺七孔），野百合七钱，莲子心七分。水煎，去滓，入青盐一分服。

烦躁门

卒然烦热。白鸭肉。和葱、豉煮汁饮。

五心烦热。胡黄连末。米饮服一钱。

胸中邪热，烦闷。蛏肉。煮饭后食之。

热攻心烦，恍惚。牛蒡根。捣汁一升，食后分为二服。

心痹，心烦内热。茜根。煮汁服。

烦渴。生萝卜。捣滤汁，瓦器熬稠，入熟蜜少许，同收，点汤饮。

时气烦渴。生藕汁一盏，生蜜一合。和匀细服。

骨蒸烦热。青蒿一握，猪胆汁一枚，杏仁四十粒（去皮尖，炒）。以童便一大盏，煎五分，空心温服。

昏迷门

小儿闻雷即昏倒。人参、当归身、麦冬，少入五味子。熬膏服。

癫狂门

诸般疯狂癫痫，痰迷心窍等症。川郁金一钱，天竺黄一两，雄黄五钱，白矾三钱。为末，以不落水猪心血捣为丸，朱砂为衣，如桂圆大。每日以石菖蒲五分煎汤送一丸。

癫狂。甜瓜蒂细末二分。早晨井华水下，一食顷，含砂糖一块，良久涎如水出，涎尽食粥。

卒发狂癫。烧自经死绳末。水服一匙，或陈蒲煮汁下。

又方：朱砂末。酒调服。

狂癫谬乱，不识人。伏龙肝末。水服一匙，每日三服。

狂邪风癫，不避水火。苦参五斤。蜜和丸，如酸枣大。每服十丸，薄荷汤化下。

狂发欲走，或自高贵称神，或悲泣呻吟，此为邪祟。蚕纸。烧灰。酒下一匙。

伤寒发狂，踰垣上屋。寒水石二钱，黄连一钱。为末。煎甘草冷服。

热病发狂，奔走似癫，如见鬼神，久不得汗及不知人事者。以人中黄入大罐内，泥固，煅半日，去火毒，研末。新汲水服三钱，未退再服。

有痰癫狂。郁金一两，明矾三两。共为细末，糯米糊为丸，如桐子大。每服五十丸，白滚汤送下。

佯狂，痰迷心窍。犀黄三分，水飞神砂一分，巴豆霜三分，白矾三分。研细末，加米粉作二十丸，朱砂为衣。每服一丸，温水下，必吐泻，不愈再服，效。

邪狂横暴。用苦参为末，蜜丸。茶清下。

邪附而癫。烧蚕蜕纸灰。酒调服。或于手拇指甲下针之血出。

癫风邪祟。用朱砂一两（细研，水飞），青靛净花二钱。以猪心血糊为丸。每用茶下二十丸，甚者不过三服。

羊痫风。橄榄。熬膏服。

小儿狂语，夜后便发。竹沥。夜服二合。

病笑不休。沧盐。煅赤，研，入河水煎沸，啜，探吐。

痫门

卒得痫疾。钩藤、炙甘草各二钱。水五合，煎一合，每用枣许，日三五度。

痫证，俗呼羊痫风。经霜老茶叶一两，明矾五钱。为细末，水法丸，辰砂为衣。每三钱，开水下三服，全愈。

又方：二陈汤加青皮、丹皮、石菖蒲、辰砂。煎服，效。

羊头疯。好松萝茶、晋矾各一斤。为末，炼蜜丸，梧子大。每服四十九，滚汤下。

犬痫。黑犬齿。磨汁服。

小儿牛痫。白牛屎中豆。日日服之。

小儿发痫。紧小干蝎四十九枚。以四叶薄荷包一蝎，绵线系，合共四十九包，火炙焦，去线，研末。每服三豆许，金银汤下。

小儿痫证。鸡子黄和乳汁，分次服三枚。

惊风门

惊风。钩藤钩、甘草各五分。水煎服。

又方：人手指甲长寸外者。煎汤服。

又方：开通元宝钱。以水磨服少许，效。

急惊风。青蒿、蠹虫。捣和朱砂，粟粒大，一岁一丸，乳汁服，效。

哑惊风。细叶菖蒲。捣汁，和雪梨汁同饮。

小儿躯啼惊痫，腹满大，便青白色。柏子仁。末。温水调服一钱。

小儿天吊，惊痫，客忤。家桑东行根。研汁服。

小儿天吊，头目仰视，痰塞内热。蝉蜕。浆水煮一日，硒干，研末。冷水调服。

小儿痫疾。衣中白鱼七枚，竹茹一握。酒一升。煎二合温服。

小儿牛痫。白牛屎中豆。日服。

小儿痉风。头及四肢皆往后。以鸭涎滴之。

乳门

吹乳肿痛。瓜蒌一个，乳香二钱。酒煎服。外用南星为末，温水调敷。

乳吹。橘皮一两，甘草一钱。煎服。

又方：穿山甲三片，橘红二钱。水煎，和酒服。

又方：砂仁五分，冬葵子八分。研末。以蒲公英五钱、瓜蒌仁三钱，水煎，和酒服。

又方：甘菊花根、叶。杵烂，酒酿冲服。渣敷患处，效。

乳吹成痈。鲜蟹一只。捣烂，醇酒烫热冲服。

又方：橘红（面炒令黄，研末）二钱，加麝香二厘。酒下。

又方：端午粽箬。烧灰。酒服二钱，效。

乳痈初起。大熟瓜蒌一枚。捣，白酒一斗，煮取四升，温服一升，日三服。

女人乳痈，初起肿痛，未成脓者。蒲公英（连根叶）二两。捣烂取汁，忍冬藤煎浓汤，入少酒，和汁服。

乳痈。葱白捣，绞汁服，或橘核煎服。

又方：贝母二钱。研末。酒调服，令儿吮之。

又方：金针菜、皂荚子、射干各三钱。共炙，研末。分三服，砂仁汤下。

乳痈肿痛。紫苏汤频饮，渣滓封患处。

乳痈已成。胡桃。隔瓦上焙，研末。红糖调匀，温酒每送三钱。

又方：槐花五七朵。酒煎服，即以花瓣摘散，贴患处。

乳癖。白芷、雄鼠粪等分。曝干，为末。好酒调服，必多饮，取一醺睡而愈。

又方：陈皮。炒，末，黑糖调服三钱，七日愈。或橘叶煎服。

又方：蒲公英一两，银花二两。酒、水各一碗，煎半，加酒一小杯服。

乳疬。梳垢。丸梧子大。五枚，豆腐皮包，酒下。

乳结。百药煎。研末。每三钱，酒一盏煎服。

乳岩，先乳中一粒，大如豆，渐大如鸡子，七八年后方破，则不可治。急服生蟹壳数十枚，砂锅内焙焦为末。每服二钱，好酒调服，勿间断。

又方：陈年老南瓜蒂。烧炭。无灰酒冲服。外再用麻油调炭涂。

又方：土贝母五钱。煎服。

乳起结核，久之成岩，初起不疼痛，最恶之症。日用山茨菇一钱，胡桃三枚。捣，酒送服。

乳岩已破者。土贝母五钱，胡桃隔、银花、连翘各三钱。酒、水煎服。

又方：溃烂已久者。用雄鼠粪（经霜）、土楝子、露

野溪秘传简验方

蜂房各三钱。俱煅存性，各取净末，和匀。每服三钱，酒下，间二日一服，即止痛收口。

妇人乳毒。 败龟板一枚。烧，研。酒服。

乳塞不通而皮痛，名妒乳。 雄鼠屎二十一粒。豆腐皮包，酒吞下，日三服。

乳塞。 丝瓜（连子，煅）。酒服三钱，被覆取汗即通。

又方： 莴苣子、糯米各一合。研细，水一碗，入甘草末三分，搅匀，煎，频呷。

无乳。 黄芪五钱，七星猪蹄一只。煮烂食。

又方： 赤砂糖煮豆腐，以醇酒下。

又方： 羊肉二斤，黄芪八两，干地黄、归身、川断各四两，牛膝二两。同煮绞浓汁，入蜜四两，熬如饴，每温酒服一匙。

又方： 母猪蹄一对。通草同煮食，并饮汁。

又方： 莴苣三枚。研成泥，调服。

乳汁不下。 鲤鱼。作羹食之。

又方： 丝瓜（连子）。烧，研末。酒服三钱，被覆取汗。

又方： 赤小豆。煮汁饮，或煮粥食。

通乳消胀。 豌豆。煮食。

吹乳不通。 雄猪前脚爪一个，鬼馒首二个。并煮食之，一日即通，虽无子女，人食之亦有乳。

妇人乳少。芝麻。炒，研，入盐少许食。

又方：穿山甲末。米泔调服。

无子食乳，乳不清，发热恶寒。大麦蘗二两。炒，为末。每服五钱，白汤下。

两乳细小下垂，痛甚，名乳悬。川芎、当归各二斤。煎服半斤，余烧烟熏口鼻。

胃脘门

胃脘痛。木瓜一钱，吴萸五分，盐一钱。为末，白滚汤下。

又方：鳗鲡。淡煮饱啖。

又方：胡桃肉一枚。以大枣肉一枚夹之，湿纸裹煨熟，细嚼，生姜汤下。

胃气痛。牙皂三分。调酒服。

胃口痛。手指甲（男痛用女右，女痛用男左）剪下，新瓦上炙脆，为末，约四五分，入砂糖少许，酒调，食远服。

气郁胃脘痛。香附子（略炒）三两，乌药（略泡）二两。共研细，水醋煮蒸饼和丸，梧子大。每服二三钱，白汤下。

肝郁脘痛。香附倍用，黄连减半。择净料制为极细末，水糊丸，梧子大。陈皮汤下一二钱；火盛者，姜汁炒栀子，煎汤下。

胃脘痛剧，诸药不效。牙皂。烧存性，研末。以烧酒调服钱许，效。

肝气痛极。黄天竺子。泡汤饮之。

肝气。乌梅二个，鲜橘叶三钱，青盐二分，真川椒二钱。空心服。

男妇气痛。洁净食盐一撮。放刀口上，炭火烧红，焠入水中，乘热饮数次。

噎膈反胃门

膈噎症。拣蒲公英高尺许者，掘下数尺，择根大如拳者，捣汁和酒服，如神。

又方：燕窝脚色红紫，名血燕者。煎服，效。

又方：老苏梗。泡水和面粉，预于日食时，在日中搓成丸，如梧子大，须即日晒干，其丸皆中空。白汤送下，神效。

又方：人乳、牛乳、蔗浆、梨汁、芦根汁、龙眼肉浓汁、人参浓汁俱等分。加姜汁少许，隔汤熬成膏，下炼蜜，徐徐频服，效。

又方：糖坊内上好醪糟一斤。打烂，加水，姜四两，捣做小饼，晒干，放瓷瓶内，置灶烟柜上，每晨饼一枚，泡滚水内，少停饮汤，验。

膈食病。旧油竹梳。烧灰，金橘饼煎汤服。

又方：冰片一分，硼砂二分，飞金二十页。共研细，用红糖一两拌服。

膈气噎塞，饮食不下。碓嘴上细糠。蜜丸，弹子大。时含咽津液。

噎膈气滞，烦闷吐逆，饮食不下。芦根五两。锉，水三盏，煎二盏，时时温服，效。

又方：白猪肚连食。烘干，为末。每服二三钱，酒调下。

气噎食不得下，喉中如有肉块。昆布一两（洗去咸），小麦二合。水三盏，煎小麦烂，去滓，不时服。

卒噎。食干粳米饭即不噎。

噎塞不通。羚羊角末。饮服一匙。

膈噎，能饮不能食。鸡十余只。煮汁饮，如觉直达于下，渐可以鸡煮粥矣。

又方：糯米。装翻毛鸡腹内煮烂食，效。

噎膈，气不通。鸡嗉。烧，研，入木香、丁香、沉香、红枣，丸服。

膈气暂开关。荔枝一个（去核），蜒蚰一条。放在内，冰片三四厘，掺蜒蚰上，将荔枝肉裹好，仍放壳内，扎好，令病人含口内，有冷涎水渗出，徐徐咽下，一时许，蜒蚰化完，亦无水渗出，连壳吐去，可进饮食。

噎食。生藕汁、生姜汁、雪梨汁、萝卜汁、甘蔗汁、蜂蜜、白果汁、竹沥各一盏。和匀，饭上蒸熟，任意食。

一切痰膈、食膈。黑砂糖一斤，连皮老生姜一斤。

共捣如泥，入磁罐内封固，埋干燥净黄土地内七日，取出，每日和滚水服。

膈食膨胀，五六月。用老生姜二三斤。放竹篓内或麻布袋浸粪缸内七日，取出洗净，竹刀去皮，切片，阴干，为末。每服三钱，火酒调下，不过三服，愈。

噎塞吐食，以胃脘停有痰血之类，故胸中刺痛。用韭汁入盐卤少许，细呷，得入渐加，定吐稠痰而愈。若反胃，加姜汁、牛乳。

梅核膈。昆布、茯苓、归身、白术、半夏、陈皮二帖，当吐出血块，咽喉觉空快。又加人参，服二帖，当再吐物，病愈矣。

胃寒反胃。母丁香一两。为末，盐梅肉捣丸，芡子大。每含一丸。

反胃。鸡内金。煅，研。酒下。男用雌，女用雄。

翻胃。纯酒酿（去米粒）半酒杯，好酱油半酒杯，和匀，温服。

反胃转食。地龙屎一两，木香三钱，大黄七钱。为末。每服五钱，无根水调服。忌煎煿、酒、醋、椒、姜、热物，效。

又方：螺蛳一斗。水浸，取泥，晒干，每服一钱，火酒调下。

又方：灶中土五年久者。为末。米饮服三钱，验。

反胃上气。芦根、茅根各二两。水四升，煮二升，分服。

反胃吐食。 芥子末。酒服一匙，日三服。

又方：松节。煎酒细饮。

又方：干柿三枚。连蒂捣烂，酒服，勿杂他药，效。或饭上蒸熟，和饭服。

又方：甘蔗汁七升，生姜汁一升。和匀，日日细呷。

又方：猬皮。烧灰。酒服，或煮汁。

又方：石莲肉。为末。入少肉豆蔻末，米汤服。

又方：母丁香、神曲。炒，为末。米饮服一钱。

又方：蚕茧十个。煮汁，烹鸡子三枚食，以无灰酒下，日二服，效。

又方：缫丝汤煮粟米粥食。

又方：饮白马屎即止。

反胃转食，药物不下。 雪梨一个。丁香十五粒，刺入梨内，湿纸包煨熟食。

噎膈反胃。 糯米末以牛涎拌作小丸。煮熟食。

反胃膈气不下食者。 陈仓米。炊饭，焙干，研。每五两，入沉香末半两，和匀，每米饮服二三钱。

翻胃膈气，此症肠枯血燥，大便三四日一次。 牛乳、羊乳、人乳并用，可常服。

粪如马栗如羊屎者不治，口常吐白沫者不治。

反胃噎食。 蜜炙萝卜。细嚼，任意食之。

大小腹门

腹痛。乌药（水磨汁）一盏，入橘皮一片，紫苏一叶。煎服。

又方：白砂糖。水调服。

肚痛不拘寒热。用霜后青蒿子一钱半，青皮七分半，青木香七分半。共为细末。白滚汤送下，每服二钱。

急肚痛。本人头发三十根。烧过，酒服，即以水调芥子末封脐内，大汗即痊。

卒患腹痛。山豆根。水研汁半盏服。

饭后肚痛。用九制香附五钱，山楂肉五钱。各为细末服之即愈。

虫肚痛。用马齿苋（盐炒）一大碗。空心食之，虫自出。

又方：苦楝子树皮煨精肉，每逢月头服一次。

又方：生葱。捣汁，菜油调服。

又方：乌梅。煎汤饮。

小儿蛔多腹痛。使君子肉。为末。每月初旬五更时，米汤调服一钱。

食积腹痛。紫苏、莱菔子之类煎服。

小儿吃粽腹痛。黄连、白酒药等分。为丸服。

阴证腹痛。旧箆子一把。烧灰。水冲服。

阴毒腹痛。烧酒。温饮，汗出即止。

阴毒腹卒痛。雄鸡冠血入热酒中饮，暖卧取汗。

阴证腹痛，面青甚者。鸽子粪一大抄。研末。极热酒一钟和匀，澄清，顿服。

绞肠痧痛。服童便即止。

肝火为病，腹痛。黄连（姜汁炒）。为末，粥糊丸，梧子大。每服三十丸，白汤下。

小儿夜啼，腹痛，面青，冷证也。大蒜一枚（煨，研，日曝干），乳香五分。同捣丸，芥子大。每服七丸，乳汁送下。

小儿盘肠气痛，腰曲干啼。没药、乳香等分。为末。木香磨水煎沸，调一钱服。

又方：萝卜子。炒黄，研末。乳香汤服半钱。

腹痛吐下。桑叶一握。煎饮，或捣汁服。

腹胀黄肿。亚腰壶芦连子（烧，研）一个。食前温酒下，或白汤下，十余日，效。

腹满癖坚如石，积年不损。白杨木东枝。去粗皮，辟风细锉五升，熬黄，以酒五升淋讫，用绢袋盛，滓还纳酒中密封，再宿。每服一合，日三服。

腹内龟病硬似砖。用自死僵蚕，白马溺软之，效。

腹皮麻木不仁。多煮葱白食之。

别处皆无痛痒，病形但大腹上麻痹不仁，乃风郁腹部。多煮葱白食之。

腹中有物作声，随人语言，名应声虫。板蓝汁一盏，连服五次。

又方：服雷丸。

腹内有声，如虾蟆，手按暂止，此惊气内袭。镇惊朱砂丸。车前草汤下。

产后腹痛。麸炒枳实，酒炒芍药。为末。水煎服二钱。

小儿卒然肚皮青黑，乃血气失养，风寒乘之，危症也。大青末。酒送下。

河白栀子、黄鸡子、白飞面。捣饼，贴脐上，再以茵陈、通草、甘草、灯草煎服。

小腹胀满如孕，面色青黄，饮食如故，发则如癫，盖蛟龙游于水边菜上误食而病。以寒食饧五合服之，数服当吐出似蛟龙状物。

小腹有块，直冲胸膈，叫号厥，三起二倒，气平如故，止觉筋鞭，此名横梁疝，女子患此最多。破故纸一斤，黑芝麻二两。拌炒，筛去芝麻不用，将故纸磨末，酒丸。每服三钱，开水下。

小腹痛。干黄土。煮数沸，温服。

又：黄芩、甘草、木通各一钱。煎服。

脐门

小儿肚脐突出半寸许，此气旺不收也，失治将角弓反张。茯苓、车前各一钱，甘草二分，陈皮、通草各三分。煎灌之。

脐风。全蝎二十一个（去头尾，酒涂炙），麝香少许。研和。每二分半，麦冬汤调服。

脐下绞痛。木瓜三片，桑叶七片，大枣三枚。水三升，煮半升，顿服。

腹中如铁石，脐中水出，变如虫行，绕身匝啄，痒痛难忍，拨扫不尽。浓煎苍术汤浴，仍以苍术末，入麝香少许，水调服。

肿胀门

浑身浮肿。出过子萝卜，名地骷髅。煎浓饮。

阳水浮肿。败荷叶。烧研。每服二钱，米饮下，日三。

肿饮。灯草一把（水四碗，煎至二碗），萝卜子一两（微炒），砂仁二钱（微炒）。研末，倾入汤内，略滚，盛入茶壶，慢慢吃下。

浮肿。黑豆。水煮，再加酒煮服。

遍身肿满，阴亦肿。缩砂仁、土狗一个等分。研，和酒服。

遍身浮肿。萝卜、浮麦等分。泡汤饮。

身面卒肿。皂荚。去皮，炙黄，锉三升，酒一斗，渍透，煮沸，每服一升，日三服。

身体暴肿。榆皮。捣末，同米作粥食。

虚肥面肿，积年气上如水病，但脚不肿。谷楮叶八两。纳米煮粥常食。

热水肿疾。山栀子仁。炒，研。米饮服三钱。若上焦热者，连壳用。

脾病黄肿。青矾四两（煅赤），莲子、当归四两（酒醑浸七日，焙），百草霜四两。为末，以浸药酒打糊丸，梧子大。每服五七丸，效。

小儿虚肿，头面阴囊俱浮。使君子一两五钱。蜜炙，为末。食后米汤服一钱。

小儿浮肿。丝瓜、灯心、葱白等分。煎浓汁服，并洗。

肺湿肿喘。马兜铃。煎服。

气虚水肿。用大蒜煮半熟，入蛤粉捣为丸。食前白汤下二十丸，小便下数桶而愈，随服补脾药。

水肿。以甘遂细末一两，水调涂腹及脐令满；内服甘草汤，其肿便消如神。

又方：山东红谷酒、冯了性酒合饮，能口流水涎，身发汗，效。

水病腹肿。白茅根一把，赤豆三升。水三升，煮干，食豆，效。

水肿，水属肾。黑牵牛行肾水。研末，入猪肾，煨熟，温酒下。

水肿脚满气急。鲤鱼一斤上一尾。煮汁，和冬瓜、葱白作羹食。用乌鱼亦可。

水肿，下水气。赤小豆、桑白皮、通草。煮服。

水病初得危急。冬瓜不限多少。任吃，或取汁服。久病忌。

十种水病垂死。青头鸭一只。和米并五味煮熟，作粥食。白鸭亦可。

水肿腹大喘急。马兜铃。煎汤，日服。

水气肿满。椒目。炒，捣如膏，每酒服一匙。

又方：人屎。煎令可丸。服豆大三丸。

水肿尿涩。茯苓皮、椒目等分。煎汤，日饮，效。

又：黄牛屎一升。绞汁饮。忌食盐。

水肿。大鲤鱼一尾，赤小豆一升。水二斗，煮食饮汁，顿服。

水肿胀满。鸡屎、川芎等分。为末，酒糊丸服。

又方：赤尾鲤鱼一斤，破开不见水及盐，以生矾五钱研末，入腹，纸裹，再黄泥包，灶内煨熟送粥，食头上消，食身尾下消，一日用尽，效。

水湿肿胀。白术、泽泻各一两。为末。每服三钱，茯苓汤下。

水蛊腹大，动摇水声，皮黑。鬼扇根。捣汁服，水即下。

又：山豆根末。酒服二钱。

水蛊腹大。恶实（微炒）一两。为末，面和丸，梧子大。每米饮下十丸。

水臌石水，腹胀身肿。肥鼠一枚。取肉煮粥，空心食两三顿。

气病腹胀。香附子一斤。童便浸三日，焙，为末，丸梧子大。旋覆花汤下四五十丸，日二。

又方：陈香橼四两，人中白三两。共研，白汤下一钱。忌盐百日。

少儿腹胀满。父母指甲。烧灰。乳头上饮。

小儿烦满欲死。鸡子壳。烧灰。酒服一匙。

小儿伤乳，腹胀烦闷欲睡。生大麦面。水调一钱服，白面微炒亦可。

食果腹胀。桂末。饭和丸，绿豆大。白汤下五六丸，未消再服。

气胀气蛊。莱菔子。研，以水滤汁，浸缩砂一两，过夜炒干，又浸又炒，凡七次，为末。米饮服一钱，效。

湿热腹胀。出过子萝卜。煎浓饮。

水病胀满。大豆黄卷服。

单腹胀大，四肢极瘦。肉苁蓉三两，红枣、青矾各一斤。入罐内煅，烟尽为末，再将香附、童便、制麦芽（半炒）各一斤为末，和前末，糊丸。每酒下二三十丸。

腹胀黄肿。亚腰壶芦连子。烧末。食前温酒下，或白汤下，连服十数个，效。

五臟。萝卜子四两（用巴豆十六粒同炒，去豆），牙皂一两半（煨，去弦），沉香五钱，枳壳四两（烧酒煮，切片，炒），大黄一两（酒焙），琥珀一两。为末。每服一钱，鸡鸣时热酒送下，姜皮汤可。

水臌。陈芭蕉扇（烧灰）五分，滑石二分。为末。以腐皮包滚水送下。

鼓胀四五月。将黄牛粪阴干，微炒黄香，为末。每服一两，煎半时，滤清服之。

中满鼓胀。陈葫芦一个，三五年糯米一斗。作酒，待熟用葫芦瓢于炭火上炙热，入酒浸之，如此五六次，将瓢烧灰，为末。每服三钱，酒下，效。

鼓胀。雄猪肚子一个，入大蒜头四两，小槟榔、砂仁末三钱，木香二钱。砂锅内河水煮熟，空心服猪肚，效。

又方：旧葫芦一个。浸粪坑内一月，起挂长流水中三日，炒黑，为末。每两加木香末二钱，每日空心砂仁汤送下二钱。

乡农春末夏初受其湿热，渐成胸闷肚大如鼓，名鼓胀。大麦秆二两，乌豇豆二合，荸荠四两。煮食七日，愈。

水臌，气臌。活黑鱼一尾，去鳞甲，将肚剖开，去肠，入好黑矾五分，松萝茶三钱，男子用蒜八瓣，女七瓣，入鱼腹内，瓷器中蒸熟，令病人吃鱼连茶、蒜，效。

气臌。大虾蟆一只。破开，大砂仁填满腹中，黄泥封固炭灰煅红，冷定去泥，研末。陈皮汤调服，放屁即愈。

河白病。蝉蜕、鲜稻草、粟壳、淫羊藿等分，末，丸。

积聚门

奔豚气痛。捣韭汁服。

气癖在小腹，上攻冲心痛。穿山甲片。土炒脆，为末。砂糖调陈酒送下，每服三钱，止痛如神。如不能饮糖，酒调亦可。

肾积奔豚，上气疼痛。茯苓四两，小茴香四两。研末，水为丸。开水下三钱，验。

奔豚气痛。枳实末。每服一匙，日三夜一。

膜外气痛及气块。猪胰一具。切块，炙熟，蘸延胡索末，频食。

脾积痞气。黄牵牛脑子一个（去皮筋，擂烂），皮硝末一斤，蒸饼六个。晒研，和匀，糊丸，梧子大。每服二十丸，酒下，日三服，百日有验。

痞块心痛。僵蚕末二钱。白马尿调服，并敷块上。

癖块腹中攻痛，面黄肌瘦。真陈阿胶一两（蛤粉炒松，研细），九制陈胆星五钱（人乳浸，微火烘，研），川贝母一两（去心），麝香四分（忌见火），鳖甲三个（必要九骨七骨者，真麻油炙脆黄，研）。共为细末。真柏油二两，火镕开，入前药末在内，搅和，每服用腐衣包药约一分半，茶、酒送下，清晨三包，饭后三包。

块如活鳖，能行动，诸药不效。每日空心将靛花三四五匙冲热陈酒内服，至十日不动，服一二月消尽矣；外用敷之。

小儿食积。五谷虫。研末，入甘草末少许，米糊丸，梧子大。每十丸，米饮下。

诸果成积。桂心五钱，麝香五分。细研饭丸，绿豆大。大人十五丸，小儿七丸。

米谷食积。大麦芽。煎服。

酒积。鸡内金、干葛等分。为末，蒸饼丸，梧子大。每酒下五十丸。

饮茶成积。苍术一两，制南星、青皮、橘皮各三钱。醋煮蒸饼丸，梧子大。淡姜汤下二三十丸。

阳邪积滞，气积，血积，虫积，食积，伤寒实热闭。锦纹大黄一斤（切片，好酒料，饭锅上蒸，再晒九次），牙皂一两六钱（炒微黄）。磨末，蒸饼打丸。每服三分。

症瘕门

不问男女左右，症瘕，积聚，疟痞。水红花（半老穗头连叶带子，晒干）不拘多少。蒜头去皮膜，同石臼打烂，捏成饼，晒，为末，每斤入蚶子壳煅粉四两，再将老蒜打膏为丸，桐子大。每服百丸，空心食后白汤下，一日三服，效。

痞癖症积。鳖甲。酢炙黄，研末。牛乳一合，每调一匙，朝朝服之。

腹中生龟。僵蚕。研末。调马溺饮。

腹中鳖症。胡粉、黍米。淋汁温服，效。

癖块。生芋艿。敲烂，醇酒渍半月，饮之。余方分载积聚门。

血症痛。蒲黄五钱，五灵脂一两。俱炒，酒煎服；或为末，酒调下。

好食生米成瘕，口中出清水。鸡矢同白米各半合。炒，为末。水一钟调服，良久吐如米形即瘥。

食发成症，心腹作痛，咽间如有虫上下，嗜食。与油猪脂二升。酒三升，煮服。

啮虱在腹生虱症。败梳、败篦各一枚。破二分，一分烧研。一服水煮调服。

虫门

治三虫。珍珠二两，乱发如鸡子大。烧末，苦酒调，旦起顿服。

蛔虫上行。乌梅。煎汤饮。

蛔虫攻心腹痛。薏苡根二斤。锉，水七升，煮取三升，食前服。

蛔虫。缫丝蚕蛹两合。研烂，绞取汁顿服。非缫丝时，蚕蛹晒，研细末，和粥食。

又方：用火煨使君子肉。五更食，以壳煎汤送下。

寸白虫。榧子四十九枚。去皮，于月上旬平旦空心服七枚，七日服尽，虫消成水。

又方：桑根白皮（切）三升。以水七升，煮二升，宿勿食，平旦空腹顿服。

腹有虫。酸石榴东引根。浓煎，五更服。

又方：马齿苋。水煮，加盐、醋，空腹食之。

又方：生芜荑、生槟榔等分。为末，蒸饼丸，梧子大。每白汤下二十丸。

又方：雷丸。煎服。

腹内虫痛。乌梅一个，老姜二片，榧子十粒，花椒十四粒。加黑糖少许，煎服。

皮中有虫，如蟹行，如儿啼。炙猪肉蘸雷丸、雄黄末食。

嗜油发虫。载饮食门。

腹中应声虫。载腹门。

霍乱门

霍乱。新汲水、百沸汤。和匀饮数口即定。

又方：梅叶。煮浓汁饮。

伤暑霍乱。丝瓜叶一片，白雪梅肉一枚（并核中仁）。同研极烂，新汲水调服，不可即饮热汤。

又方：取扁豆叶捣汁一碗饮之，愈。

夏月贪凉，脾胃不和，患霍乱。以砂仁一两。炒盐，研一撮，沸汤调，冷服。伤冷物者，加吴茱萸，冬月感寒患此，亦可用，但温服。

中恶霍乱。海桐皮。煮汁服。

霍乱吐泻。高良姜。火炙令焦香，每用五两，以酒一升，煮三四沸，顿服。

又：山豆根末。橘皮汤下一钱。

又：杉木。煎汤服。

又：尿桶旧板。煎服。

霍乱胀痛。大豆。生研。水服一匙。

霍乱腹痛吐下。桑叶。捣汁服。冬月干者，煎服。

霍乱吐泻，不拘男女，但有一点胃气存者服之再生。广陈皮（去白）五钱，真藿香五钱。水二盏，煎一盏，时时温服。

霍乱吐泻，腹痛。桃叶。煎汁，服一升止。冬用桃树皮。

霍乱及呕吐不能纳食及药者。先饮阴阳水数口。即生水、沸汤各半也。

霍乱吐下不止，四肢逆冷。黄牛屎半升。水二升，煮三沸，服半升。

霍乱转筋。生白扁豆末。冷水和，少入醋服。或藤叶捣汁服。

又方：木瓜一两。煎服，仍煎汤浸青布裹足。

　　霍乱转筋腹痛。木香末一钱，木瓜汁一盏。热酒调服。

　　霍乱转筋，心腹胀满，未得吐下。栀子二七枚。烧，研。热酒服，愈。

　　霍乱筋脉挛急，不得屈伸者。薏苡仁（生）。为末。每服二钱，水调服，频进。

　　霍乱转筋入腹。桑叶一握。煎饮。

　　又：故麻鞋底。烧赤，投酒中，煮取汁服。

　　小儿霍乱。梳头垢。水服少许。

　　干霍乱。千年石灰。砂糖水调服二钱，或淡酢汤调亦可。

　　又方：紫苏。煎服。

　　干霍乱病，上不得吐，下不得泻。盐一大匙。熬令黄，童便一升，合和温服，少顷吐下即愈。

　　干霍乱，胀痛欲死。用土坎黄泥，新汲水搅浊，候清饮之，探吐。

　　干霍乱，腹痛出汗，吐泻不出。炒红盐一两，猪牙皂荚一钱，煎服，吐出即效。

　　干霍乱，上不得吐，下不得泻，身出冷汗，危在顷刻。食盐一两，姜五钱（切片）。同炒变色，水一大碗，凉服。愈后切不可遽食饭，饿极方可吃稀粥。

　　霍乱及干霍乱，不吐不利，胀痛欲死。俱饮地浆即愈。大忌米汤。

霍乱及中暍卒死者。饮地浆一升。大忌米饮。

绞肠痧，吐泻将死。用藿香、陈皮各四钱。水煎服。

绞肠痧。用生明矾末一半，凉水一半。开水愈。

又方：旱烟筒中垢如豆大一丸。放病人舌下，掬水灌之，垂死可活。

又方：饮盐汤探吐。荞麦炒焦，开水调服。或饮童便，痛立止。

搅肠痧，痛欲死。马粪。研汁饮，愈。

又：荞麦。面炒焦。热水冲服。

又：服童便。

吐利后转筋。扁豆叶一把。生捣，入少酢，绞汁服，瘥。

吐泻门

小儿吐泻。锈铁钉。煎水饮。

小儿吐泻，口渴者。芹菜。切细。煮浓汁饮。

小儿吐泻不渴者。橘红、丁香等分。研，炼蜜丸，黄豆大。米饮化服。

痧气门

细嚼生黄豆不腥者，痧。既可试病，亦解痧毒。生芋亦可。

时痧。柏树叶。捣烂，冲酒服。

痧气。晚蚕沙末。冷开水调服。若兼停食者，须加明矾末四分吐之。

痧气，寒凝腹痛。 沉香、木香、郁金各一钱，乌药三钱。生研为细末。每服三分，砂仁汤稍冷送下。

痧胀，夏月面色紫赤，腹痛难忍，饮热汤便不可救。 黄豆。咀嚼，咽下数口，反觉甘甜，不知腥气。此方既可疗病，且可辨症。

绞肠痧。 载霍乱门。

腰门

腰痛。 草薢三两，杜仲一两。捣末，空心酒服二钱。禁食牛肉。

又方： 菟丝末二两，杜仲（蜜炙）末一两。山药末、酒煮糊为丸，酒下五七十丸。

又方： 黑芝麻。熬香，研末。酒下，须多服。

闪挫腰痛。 茴香、红曲。擂烂，好酒热服。

又： 西瓜、青皮。阴干，为末。盐酒调服。

挫气腰痛。 香茶内滴入菜油数点，顿服。

气滞腰痛。 青木香、乳香各二钱。酒浸，饭上蒸匀，酒调服。

腰挫气。 番葡萄干一两。好酒煎服。

跌伤腰痛。 用续断煎酒服，以能化恶血也。

风寒腰膝疼痛。 用杜仲（姜水炒，或盐水炒）三两。浓煎，水煮羊腰子四枚至熟，加盐、椒作羹，空腹食之。

肾虚腰痛。杜仲末。每旦温酒服二钱。

又方：破故纸末。酒服三钱，或加木香。

又方：羊脊骨一具。捶碎，熬取浓汁，和盐料食。

虚损腰痛。胡桃肉、杜仲、茴香。浸酒，空腹服。

益腰脚，补肾气。栗子。作粥。

腰痛不止。丝瓜根。烧，研末。每温酒服二钱，效。

妊娠腰痛，由闪挫气不行者。破故纸（瓦上炒香，为末）三钱，胡桃一个。煮熟，温酒调服。然故纸性热，只可暂用。

腰膝骨痿，不能起床。用川萆薢、杜仲（盐水炒）各四两。研末，以猪腰子四个，酒煮捣烂，加煮腰子，余酒和为丸。盐水送下。

腰脚疼痛。新芝麻（炒香）。杵末，日服合许，温酒蜜汤任下。

腰腿疼痛。甜瓜子三两。酒浸十日，为末。每日服三钱，空心酒下。

腰脚屈而难伸。山楂末三钱。茶、酒、盐汤随下。

卷 下

古吴陆晋笙锦燧　　辑

姪陆心竹培勋

男陆平一培治

男陆循一培良

女陆咏媞佩玢

女陆咏婺佩珣

饮食门

中各种食物毒。详载中毒门。

诸食停滞。陈火腿骨。煅，研。开水下。

停食腹胀。禾秆。煎饮。

饮食过多。橘皮五钱。浓煎，细呷。

又方：萝卜。生嚼数片。

食饱烦胀，但欲卧。大麦面。炒微香，每白汤服一匙。

食肉不消。山楂四两。水煮食，并饮其汁。

鱼肉积滞。狗屎。烧灰。温酒调服。

牛肉过饱。稻草。浓煎服。

狗肉积。杏仁食。

过食蛋。苏子。煎饮。

过食鱼。烧鱼鳞。研末。水服一钱。

又方：啜芥、醋。

过食蟹蚌、瓜果致病。丁香末五分。姜汤下。

过食菱，身热，胸满，腹胀不食。取新修船上油滞作丸，同消食行气药服，下黑燥粪而痊。

过食菱。或饮酒，或姜汁，或干漆末三分。

过食瓜。或饮酒，或饮盐汤。

过食荔枝。煎服荔枝壳。

食桃成病。桃枭（烧灰）二钱。水服取吐。

过食莴苣。服萝卜、姜汁。

过食笋。用生姜汁和麻油服。

过食木耳。饮冬瓜汁。

过食紫菜。饮醋。

过食索粉。啖杏仁。

过食豆腐。服萝卜汁。

茶积成病，痞，嗳，噎。花椒、芝麻等分。为末，蒸饼为丸，桐子大。每服十丸，茶下。

酒积。常食酒、鲫鱼。

饮酒痰癖，两胁胀满，时腹呕吐，腹中水声。瓜蒌实（去壳，焙）一两，神曲半两。为末。每服二钱，葱白汤下。

酒痰咳嗽。瓜蒌仁、青黛等分。研末，姜汁蜜丸，芡子大。每噙一丸，可以救肺。

饮酒发热。即上方研膏，日食数匙。

解酒毒，大醉不醒。枳椇。煎浓汁灌。

又方：人乳和热黄酒服。

酒醉极。锅盖上汽水灌之即醒。

醉酒。葱白、豆豉。煎汤饮。

又方：菊花。煎浓汁服。

大醉不醒。人乳、热黄酒和服；外以生熟汤浸其身，汤化为酒，而人醒矣。

大醉不堪，连日病困。蔓菁菜。入少米，煮熟，去渣，冷饮。

酒醉不醒。九月九日真菊花。为末。饮服一匙。

酒渴。牡蛎肉。和姜、酢，生食之。

解烧酒毒。萝卜汁、青蔗浆随灌。

又方：绿豆。研水灌。

戒酒。以透明朱砂五钱，研细，入酒七升，紧塞瓶口，安猪圈中系于栏，任猪摇动，七日取出，顿饮。

又方：白猪乳一升。饮之。

食即作痛，胃中有虫。用芜荑和面炒黄为末。米饮下。

中满腹胀，旦食不能暮食。不著盐水猪血。滤去水，晒干为末。酒服取泄，效。

食后即饥。用绿豆、糯米、小麦各一升。炒熟，为末。滚水调服。

尽食不饱。生薤汁。尽多饮，饮至作吐。

食物醋心。胡桃。嚼烂，生姜下。

食物作酸。萝卜生嚼数片，或生菜嚼之亦可。胃寒者不宜。

好食茶叶，面黄者。日食榧子七枚。

好吃生米成症，不得米则吐清水，得即止，久能毙人。白米五合，鸡屎一升。同炒焦，为末。水一升顿服，取吐米汁或白沫。

食生米留胃生虫，久则好食生米，否则终日不乐，憔悴萎黄，不思饮食。米泔水浸苍术一宿，焙末，蒸饼丸，梧子大。每食前米饮下四十丸。

日饮油四五升方快意，不饮则病，此发入胃，化虫。雄黄半两。为末。水调服，虫自出，如蛇形，置油中，泼诸江湖。

小儿吃土。干黄土一块。研末。浓煎黄连汤调下。

又：吃泥，吃炭。分载疳门。

饮水停中。五苓散。白汤调下二三钱，以愈为度。

饮食若别有一喉斜过膈下，径达左胁，作痞闷，手按之沥沥有声。控涎丹十粒。服，能泻痰饮。

小儿初生，不肯食乳，不下尿，心热也。葱煎乳汁服。

又方：黄连三分。煎汤一分，灌数匙，效。

小儿初生，数日内不吃乳。用活蚌剖开，取水三四茶匙服之，神妙。

小儿饮乳过多，胀闷欲睡。麦芽。煎浓汁服。

小儿食不知饥饱。鼠屎二七枚。烧为末服。

三消门

消渴。白茅根。洗净，捣汁，恣饮。

又方：冬瓜瓤或苗叶（不论鲜干）。并煮汁饮。

又方：频食生梨。

又方：黄连。煎服。

又方：缫丝汤饮，效。

消渴重者。取市门溺坑水服一小盏，三度即瘥。勿令病人知。

消渴引饮。白浮石、蛤粉、蝉蜕等分。为末。鲫鱼胆汁七个，调服三钱，效。

又：人参。为末。鸡子清调服一钱，日三四服。

消渴饮水。稻秧中心。烧灰。以汤浸一合，澄清饮。

又：绿豆。煮汁，煎作粥食。

又：好梨汁。蜜汤熬稠，不时服。

又：鲫鱼。去肠留鳞，茶叶填满，纸包煨熟，食数尾。

消渴饮水。晚蚕沙。焙干，为末。每用冷水下二钱，不过数服。

热中消渴。常食菘菜。

胃虚消渴。羊肚。烂煮，空腹食。

三消渴疾退。雄鸡汤澄清饮，神效。白者尤佳。

除烦止渴。生莱菔汁。瓦器熬稠，入熟蜜少许，同收点汤。

消渴心烦。小麦作饭及粥食。

又：冬瓜瓢（干者）一两。水煎饮。

消渴不止。菟丝子。煎汁任意饮。

又：冬瓜一枚。烧熟绞汁饮。

肺热膈消，热灼。枯黄芩。煎汤，溶干阿胶二钱。

消食。绿豆、小麦、糯米各一斗。炒熟，磨粉。每日白汤服三五杯。

又方：羊肚。烂煮，空腹食。

又方：雄猪肚一具。洗净，入黄连五两，花粉、麦冬、知母各四两，线缝口，蒸烂，捣细蜜丸梧子大。每米饮下百丸。

消渴引饮，小便不利。葵根五两。煮汁，平旦日一服。

又方：炙瓜蒌根。煮饮。

消渴尿多。黄连。末，蜜丸梧子大。每服三十丸，白汤下。

又方：蔷薇根一把。煎服。

又方：竹沥。恣饮数日，愈。

消渴饮水，日夜不止，小便数者。田螺五升。水一斗，浸一夜，渴即饮，每日一换水及螺；或煮饮汁亦可。

消渴，小便滑数如油。黄连末。入猪肚内，蒸烂，捣丸，梧子大。饭饮下。

肾消饮水，小便如膏油。茴香、炒苦楝子各等分。为末。每食前酒服二钱。

下消。生地、熟地（俱用竹刀切）、麦冬（先酒浸一日，次盐汤浸二日）、天冬（酒浸三日）各一斤，西洋参八两（去皮）。蒸熟，甘泉水于砂锅煎，去滓，熬膏，和入薯蓣粉，丸梧子大。每晨盐汤下五七十丸。

消渴有虫。苦楝根白皮一握。切，焙，入麝香少许，煎。空心饮，虽困顿不妨。

消渴变水肿。真苏子、萝卜子等分。微炒，研末。桑白皮汤煎汤调末三钱服。

中蛊门

避蛊。荸荠。晒干，为末。每白汤下二钱。蛊家有此物即不敢下。

凡蛊毒，及一切蛇虫、恶兽伤，毒入腹则眼黑口噤，手足强直。明矾、甘草各一两。为末。每用二钱，冷水调下，效。蛊毒多，饮生麻油即吐出。

诸蛊。鳗鲡鱼干。末。空心服三五度。或烧炙令香，食。

又：生玳瑁。磨汁，水服。

又：白鸭血热饮。

又：以清油多饮取吐。

中蛊毒。石榴皮。煎服。

又：青蓝汁。频服。

蛊初得，胸腹痛。即用升麻，或胆矾吐之。若膈下痛，米汤调郁金末二钱服。

蛊毒，药毒。甘草节，以真麻油浸之，年久愈妙，水煎服，效。

中蛊吐血，或下血如肝。盐一斤，苦酒一升。煎化频服，得吐即愈。

中蛊，药毒，面青，脉绝，腹胀，吐血。蚕退纸。烧末。新汲水服一钱。

中蛊吐血。小麦面二合。分三服，冷水调下，半日服尽。

中蛊毒，或下血如鹅肝，或吐血，或心腹切痛，如有物咬，不即治，杀人。令病人唾于水内沉者是蛊，浮者非也。败鼓皮。烧灰。酒服一匙。

中蛊，先下赤，后下黄白沫，连年不瘥。牛膝一两。捶散，切。清酒一升渍一宿，平旦空腹服两三次。

中蛊欲死。马齿苋。捣汁一升，饮，并敷之。

金蚕蛊，吮白矾甘，嚼黑豆不腥者是。石榴根皮煎浓汁服，即吐出活蛊。

金蚕蛊。樟木屑。煎服，取吐。

又方：服猬皮尤效。

小儿中蛊，下血欲死。捣大青叶汁频服。

中毒门

凡受毒者。雄黄、青黛等分。为末。新汲水调服。

又方：白扁豆（生）。为末。水调服三钱。

解毒。肥皂，或金鱼。杵烂；或猪屎水和，绞汁灌之，吐出即愈。

又方：甘草。煎浓汁，俟凉频灌。

又方：生南瓜。捣绞汁，频灌。

又方：青蔗浆恣饮。

解诸药毒。黑豆、甘草。煎浓汁，频凉饮。或饮地浆。或生扁豆末，凉水调服。

误服相反药。蚕退纸。烧灰。冷水服。

解一切草木金石诸药、牛马肉毒。生研绿豆，绞汁服。或急火煎清汤冷饮。

一切金石、草木、蜈蚣、水蛭诸毒。羊血。生饮。

解百毒。粉甘草（生用）二两，绿豆一升。水煎服，立效。

凡觉腹中不快，以生黄豆试之入口，不闻腥气，或嚼生矾一块，甜而不涩，中毒也。急以升麻煎汁饮之，探吐。

解百药。鸡屎。烧灰。温酒调服。

又方：拣净土掘坑，用清水倾入，搅起澄清，多饮。

又方：灶心土。为末。凉水调服。

中诸热药毒。绿豆煎汤冷服，或甘草煎汤冷饮。

误服人参。捣萝卜汁服，或捣萝卜子煎汤服。

多服犀角。用麝香一匙。水调服。

中草乌、射罔、乌头、附子、天雄毒。绿豆，或黑豆。煎汤冷服。

又方：甘草、黑豆。同煎，冷饮。

又：解天雄、附子毒。频食饴糖。

解附子毒。田螺。捣碎，调水服。

中藜芦毒。雄黄一钱。研水服。

藜芦贴肉，毒气入内。煎葱汤服。

中芫花毒。防风。煎汤服。

中仙茅毒。大黄、朴硝。煎服。

中藤黄毒。韭菜。水温服。

中黄腊毒。冬葵子，或白菜。煎汤服。

中斑蝥、蚖青毒。凉调六一散服。

斑蝥腹痛，呕吐。灌鸡子清。

中蛙毒。车前子。捣汁服。

中硫黄毒。黑锡。煎汤服。

服轻粉毒。紫草、金银花、山慈菇各一两，乳香、没药各五钱。新盐水六碗，陈酒五碗，煎六七碗，空心温服，取汗。避风。

又方：生白扁豆。煎浓汁冷服。

又方：腊猪头骨（捶碎）、土茯苓（舂碎）、金、银各一斤。水煎服。

又：川椒（去目）。白汤下。

轻粉毒，甚则角弓反张。生扁豆。浸胖捣汁，串地浆饮。

铅粉毒。砂糖。调水服。

又：捣萝卜汁饮。

又：面青，腹坠痛将死者。生荸荠恣食。

生半夏毒，满口疼痛火热，饮食难下。老生姜汁半杯，忍痛下。

雄黄毒。汉防己。煎汤饮。

误服木鳖子，发抖欲死。肉桂二钱。煎服。

又：香油一盏，白糖一两。灌之。

中冰片毒。饮新汲水。

中皂矾毒。麦面。打糊，频服。

中巴豆毒，口渴面赤，五心烦热，泻痢不止。黄连煎汤服，或绿豆煎汤冷服。

又：芭蕉根叶。捣汁饮。

又：黑豆。煎汤冷饮。

又：石菖蒲。捣汁服。

中钩吻毒，此物与芹菜相似，惟茎有毛，误食杀人。荠苨八两，即甜桔梗。水六升，煮取二升，分二次温服。

断肠草（一名胡蔓草，又名火把花、黄藤、水莽藤）中其毒者。麻油，或桐油，或韭菜汁。灌之。

又方：白矾。化水服。

又方：金银花、甘草各一两，大黄一钱。煎服。

又方：生鸡子吞二三枚。

一切金石毒。 鹅血。热饮即瘥。

中石药毒。 芹菜，或葵菜。捣汁饮。

丹石毒，头眩耳鸣，恐惧不安。 淡竹叶。顿服二三升

中钟乳毒。 猪肉。煮食。

中砒霜毒。 硼砂一两。研末。鸡子清七枚调灌。

又方：柏树根，或冬青叶，或夏枯草。捣汁服。

又方：明矾、大黄。研末。新汲水调灌。

又方：防风一两。研末。水调服。

又方：冷水调石青服。

又方：稻草。烧灰。淋汁，调青黛三钱，服。

又方：白扁豆。生研，水绞汁服。

又方：豆腐浆灌。

中砒毒，浑身紫瘰者。 急作地浆频灌，待瘰散尽，一吐而醒，冬月亦须此法。

砒霜毒，烦躁如狂，心腹疼痛，四肢厥冷，命在须臾。 黑铅四两，或锡器亦可。磨水一碗，灌之。

中鸩毒，白眼朝天，身发寒颤，心中明白，口不能言。 犀角。磨汁服。

又方：金银花八两，煎汁两碗，入白矾、寒水石、花粉各三钱，石菖蒲二钱，麦冬五分。煎灌。待目不上视，口中能言，照方减半，再服二帖。

误服水银。在背阴处掘地二三尺，取泥为丸，梧子大。冷井水过下。或饮地浆亦可。或开口花椒吞二两。

金银毒。红枣。煮烂恣食。

又方：饴糖一斤。一顿食尽。

又方：葱白。煮汁饮。

又方：鸡屎半升。水淋取汁一升服，日三次，效。

误食银黝，银脚也，性能腐烂皮肉，令人如患病状，半月或一月而死。以生羊血灌之，吐尽即愈。或黄泥水亦效。

又方：每日用饴糖四两作丸，以真麻油吞下。

又方：多食柿饼。

铜铁锡毒。木贼草。研末。鸡子清调服。

又方：面筋。置新瓦煅炭，研，开水调服。

又方：连根葱。煮汁，麻油和服。

蒙汗药毒，令人身不能动，目瞪不能言，口吐涎沫。饮冰水良。忌姜。

又方：白茯苓五钱，生甘草二钱，甜瓜蒂七个，陈皮五分。煎冷服，大吐而解。

服药过多生毒病，头肿如斗，唇裂流血，或心口饱闷，或脐腹撮痛者。用黑小豆、绿豆各半升，煮汁服，并食豆完，愈。

服盐卤毒。先灌米泔水几碗，生黄浆亦可，或生甘草三两煎冷服。势垂危者，活鸡或鸭二三只，去头，塞口中，以热血灌下可解。或肥皂水令吐，或饮活羊血。忌饮热汤。

酒毒，经日不醒，黑豆一升。煮汁，乘热灌三盏。

烧酒毒。用锅盖上气流水半盏，灌之即醒。

又：绿豆粉烫皮多食。

又方：用白萝卜汁或热尿灌，俱效。亦治烟煤毒。

烧酒醉死。生蚌沥水灌之。

中百果毒，食之过多，饱胀欲死。急用白鲞头煎汤，频频灌。

诸果毒。猪骨。烧，研末。服一匙。

中白果毒，骤然一声即晕去。白果壳煎服。

又方：白鲞头。煎汤频灌。

又方：滚水磨木香，入麝香少许灌。

又方：麝香一分。煎服。

中苦杏毒。杏树皮。煎服。

中樱桃毒。青蔗浆灌。

食野芋，烦闷欲死。人粪汁饮一升，或土浆汁饮一二升，或大豆浓煮汁饮。

诸菌毒，闷乱欲死。人粪汁饮一升，或土浆汁饮一二升，或大豆浓煮汁饮。

食枫桂菌笑不休。人粪汁饮一升，或土浆汁饮一二升，或大豆浓煮汁饮。

中野菌毒，菌本无毒，其毒皆蛇虺之气中者，令人笑不止。水调苦茗、白矾，饮。

又方：以黄泥调水，澄清，名曰地浆饮。

又方：生甘草二两，白芷三钱。煎服。以鹅翎探喉，不吐即泻。

又方：金银花。捣汁服。藤亦可用。

又方：绿豆（生）。研。新汲水搅清服。

又方：忍冬草。生啖之。

中椒毒，身冷而麻，口吐白沫。饮地浆水，或新汲水，或吃大枣。

闭口椒毒，气闷，身冷欲绝。煮蒜食之。

又方：饮人尿。

又方：饮地浆。

豆腐毒。萝卜汤。饮之即解。

面毒。饮生萝卜汁，或子煎汤服。

河豚鱼蟹诸毒。橄榄。捣汁，或煎浓汤饮。无橄榄，以核研末，或磨汁服。

鱼鳖毒。靛汁、陈皮。煎汤，极冷服。

鱼毒。饮冬瓜汁。

河豚毒。芦根、粪清饮之，俱可解。

又方：五倍子、白矾末等分。水调下。

又方：茅根、芦根各一两，瓜蒂一个。煎服。

又方：紫苏，或薄荷，煎浓汁饮。

又方：麻油灌。

鳝鱼毒。食蟹即解。

食鲜鱼误犯荆芥。饮地浆水。

中虾毒。淡豆豉一合。新汲水浸浓汁，炖服。

又方：橘皮。煎汤饮。

中蟹毒。生姜汁，或芦根汁灌。

又：蕹汁、蒜汁、冬瓜汁、黑豆汁、紫苏汁俱可解。

食蟹误犯荆芥或柿。均浓煎木香饮。

中鳖毒。盐化水饮。

又方：饮蓝汁数碗，或靛青水亦可。

中田螺毒。鸭涎灌之。

又方：冰片三分。水化服。

中鲈鱼毒，剥人面皮。芦根汁解之。

食蛤，慎防游波虫，壳骨相似，惟面上无光，误食令人狂走，欲投水。醋解之。

食鲙，在心胸间不化，吐复不出，须速下，久则成症。橘皮一两，大黄二两，朴硝二两。水一大升，煮半，顿服。

食斑鸠中毒。葛粉二合。姜汁调服。

中雄鸡毒。磨犀角服。

又方：饮醋愈。

雉毒，吐下不止。生犀角末一匙。新汲水调服。

食鸡蛋发闷。饮醋即解。

食鸭或蛋不消。饮糯米泔水一盏。

自死六畜毒。黄檗。捣末，水调一钱。或饮人乳一碗，俱可解。

六畜肉毒。各取六畜干屎为末。水服。

食郁肉漏脯毒。烧犬屎。酒服一匙。或人乳，或生韭汁，或猪骨烧末亦可。郁肉，密器盖隔宿者也；漏脯，茅屋漏下沾著者也。

中牛马肉毒。饮人乳。

又：石菖蒲。研。水服。

又：芦根，或菊花连根。捣汁，酒和服。

中牛肉毒。甘草。煮汁饮。

中马肉毒。杏仁，或芦根汁解之。

中马肝毒。淡豆豉或头垢。水调服。

又方：服猪脂一斤。

又方：猪骨。烧，研末服。

中羊肉毒。栗子壳。浓煎服。

又方：甘草。煎服。

中猪肉毒。白糖一两。白汤调服。

又：黄膘猪瘟猪毒。芭蕉根。捣汁服。

中狗狼肉毒。芦根。捣汁服。

又方：杏仁（去皮尖）四两。研，开水和。分三服。

六畜鸟兽肝毒。水浸豆豉，绞汁，服数升。

又方：猪油一盏。顿服。

鸟兽中毒箭死，食之有毒。大豆。煮汁，及盐汁服。

野鸡山菌毒。服竹鸡解之。

一切饮食毒。雌黄、青黛等分。为末。每服二钱，新汲水下。或砂仁末，水服。

误食桐油，呕泄不止。急饮热酒。

桐油毒。食干柿饼。

煤炭毒，一时运倒。以清水灌之。

又方：生萝卜汁灌之。

鸦片烟毒。金鱼。活捣，和水灌。

又：肥皂。杵烂，绞汁灌。

又：生南瓜。绞汁频灌。

中恶门

中恶。大豆二七粒。为末。鸡子黄并酒相和，顿服。

中恶客忤垂死。麝香一钱。醋和，灌之。

卒忤，小便不通。笔头七枚。烧灰。水和服。

哭痉。梳齿间刮取垢。水服。

食痉。还取本食种数各少许。和合，布裹烧灰，如杏仁大。水服。

蛊疰。雄猫儿屎。烧灰。水服。

诸杂疰。桃根白皮。水煎服。

二便门

二便不通六七月。牛粪中大蜣螂十余枚。线穿阴干，收之，临时取一个全者，净，砖上四面以炭火烘干，当腰切断，大便不通用上截，小便不通用下截，各为细末。井华水调服，二便不通全用。

二便不通胀急。生冬葵根二斤，生姜四两。并取汁，和匀，分二服，连用。

又方：土狗、推车客各七枚。瓦焙焦，为末。向南樗皮煎汁饮，效。

大小便闭，胀闷欲死，二三日则杀人。腻粉一钱，生麻油一合。相合，空心服。

关格不通，大小便闭胀欲死，二三日则杀人。芒硝三两。泡汤一升服，取吐。

气壅关格不通，小便淋结，脐中妨闷兼痛。滑石粉一两。水调服。

关格胀满，大小便不通欲死者。葵子二升。水四升，煮取一升，纳猪脂一鸡子大，顿服。

又方：用葵子为末，猪脂和丸，梧子大。每服五十丸。

二便关格，胀闷欲死。蜀葵花一两（捣烂），麝香半钱。水一盏，煎服。根亦可用。

又方：蔓菁子油一合。空腹服即通，汗出无害。

又方：皂荚。烧，研。粥饮下三钱。

阴阳关格，前后不通，乃转胞证，诸药不效，则胀满闷乱而死。用甘遂末水调，敷脐下。内以甘草节汤饮之，药汁至脐，二药相反，胞自正，小水如涌泉，此急救良法也。

小儿初生，二便不通。真香油一两，皮硝少许。煎滚冷定，徐徐灌服。

大小便血门

初生小儿，大小便血，乃热传心肺。生地黄汁五匙，酒半匙，蜜半匙。和服。

大小便血淋漓疼痛。茧黄蚕蜕纸（烧灰）、晚蚕沙、白僵蚕（炒）等分。为末。入麝香少许，每服二钱，米饮下，日三服，效。

前阴门

睾丸偏坠。丝瓜叶（煅）三钱，鸡子壳（烧灰）二钱。温酒下。并详疝门。

男子茎中痛。牛膝一大握。酒煮饮之。

因火结茎中涩痛。鲜苢仁根。捣烂绞汁一碗。或滚酒，或滚水冲，空心服，效。

阴肿如斗。鸡翅毛一孔两茎者。烧灰服。左肿用右翅，右用左翅，全肿并用。

阴肾肿痛。荔枝核。烧，研。酒服。

阴囊肿痛。万年青根汁。热酒服。

小儿囊肿。天花粉一两，炙草钱半。水煎服。

茎头肿大，如升光，如鱼泡。二陈汤加青黛、牡蛎，略入升麻。水煎服。

玉茎挺长，肿而痿，皮塌常润，磨股难行，两腿气冲上，手足倦弱。先以龙胆、黄连行湿热，黄蘗降逆气。茎中硬块未尽，以青皮为君，佐防风为末服。

小儿阴肿。木香五分，甘草、枳壳各一钱。煎服。

刀伤茎断。载金刃伤门。

囊湿。石斛二钱，生姜一片。煎汤代茶。

阴冷闷痛，渐入囊内，肿满杀人。车前子末。饮服一匙，日二服。

阴痿。牡狗阴茎，令强热大能生子。焙干，为末。和酒服。常食狗肉亦可。

阴痿倦于交接。原蚕蛾。焙，为末。酒服一钱。

又方：覆盆子。作丸。久服，能令坚长。

又方：鳗鲡起阳。和五味煮熟，空心服。

又：阳事不起。煮泥鳅食之。

又：茎痿。羊肾。煮粥食。

又方：鹿角霜、茯苓等分。为末，酒糊丸，梧子大。每盐汤下三十丸。

交接劳复，卵肿，或缩入，腹痛欲绝。矾石一分，硝三分。大麦粥调服一匙，日三服，热毒从二便出。

　　茎硬不痿，精流无歇，痛如针刺，捏之则脆，乃肾满漏精疾。韭子、破故纸各一两。为末。每服三钱，水一盏，煎至六分，日饮三次。

　　强中。甘草、黑豆。煎汤频饮。

　　肾气痛。川椒。水煎服。

　　囊痛初起。以独核肥皂数个，用乳香四两装入，外将湿草纸包，煅，火须先文后武，以烟尽为度，出火气，研末。每服一钱五分，三服即愈。

小便门

　　卒不小便。杏仁二七枚。去皮尖，炒黄，研末，米饮服。

　　小便不通。磨刀交股水一盏。服，效。

　　又：萱草根。煎水频饮。

　　又：蚯蚓。捣烂，水滤，取浓汁半碗服。

　　又方：旧草帽。煎饮。

　　又方：犀角、玳瑁等分。磨服。

　　小便不通，腹胀。瓜蒌。焙，研。每服二钱，热酒下，频服。

　　小便涩滞不通。干箬叶一两（烧灰），滑石半两。为末，每米饮服三钱。

　　小便不通，数而微肿。陈久笔头一枚。烧灰。水服。

　　小便闭，小腹痛。发灰二钱。淡米醋汤调服。

　　小便转胞。自取爪甲。烧灰。水服。

　　胞转不通，非小肠、膀胱厥阴受病，乃强忍房事，或过忍小便所致，当治其气，非利药可通也。沉香、木香各二钱。为末。白汤空腹服。

　　癃闭百药不效。蝼蛄。煅灰，酒服即通。此以湿热攻湿热，借其窜利行水之性耳。若州都之官，气不能化，及肺虚失气化之原者，当求诸本原，非此物所能导也。

　　心火不降，小便不通。龙眼肉。口含唾。

　　小便虚秘，两尺脉微弱。附子（炮，去皮）一两（盐水浸一刻），泽泻三钱。煎服，效。或加灯心三分更妙。

　　老人气虚，小便不通。黄芪（蜜炒）二钱，陈皮（去白）一钱，甘草八分。煎服。

　　老人尿闭。白颈蚯蚓、茴香等分。杵汁饮之，愈。

　　小儿小水不通，胀急欲死。囫囵莲房一只。煎水服即通。鲜者尤妙。

　　小儿胎热不尿。大葱白（切开），乳汁半盏。同煎服，尿即通。不饮乳者即饮矣。

　　初生小儿便不通。孩儿茶。研极细末分许。煎萹蓄汤调下。

　　小便频数。白果十四枚（半生半煨）。食之，效。或煨熟，去火气，细嚼，米饮下。

又方：胡桃肉。卧时嚼数个，温酒下。

小便频数，下焦虚冷。羊肺一具。切，作羹，入少羊肉和盐豉，食三四具。

小便频数，色清不渴。盐炒茴香。研末。炙糯米糕蘸食。

小便急而数。用芦根去须节，煎服。

小便虚热而数者。白薇、白蔹、白芍等分。为末。米饮调下。

小便过多。牡蛎（煅）、赤石脂（煅）等分。酒糊丸。盐汤下。

又方：象牙。烧灰。饮。

夜多小便。用益智仁二十一枚，去壳，研碎，入盐少许，煎服，效。

虚寒多溺。糯米饭杵为糍，卧时煮热，细嚼食。

便数莫禁。用雄鸡肠二具（切破，洗，炙令熟黄），益智二两，牡蛎（煅）三两。共为末，以猯猪尿脬二个，洗净，蒸熟，捣为丸。空心盐汤下。

消渴尿多。蔷薇根一把。水煎，日服。

老年多溺。晚食糯米糍即效。

若溺时玉茎痛而仍频数不赤者。生芪一两，甘草二钱。煎服。甚者，日二服即愈。

小便不禁。雄鸡翎。烧研，酒服。或水煮汁，日三服。

小便无度，肾气虚寒。破故纸十两（酒蒸），茴香十两（盐炒）。为末，酒糊丸，梧子大。每服百丸，盐酒下。

下元虚寒，小便不固。韭子一合，白龙骨（煅）一两。为细末，空心酒调服。

小便遗矢。鸡膆胫一具。并肠烧末。酒服。男用雌，女用雄者。

遗溺。鹿角霜。研末。温酒下三钱。

老人遗尿不知。草乌头一两。童便浸七日，去皮，同盐炒，为末，酒糊丸，绿豆大。每服二十丸，盐汤下。

梦中遗溺。桑螵蛸十个。烧，研末。砂糖汤调服，愈。

又方：炙猪脬食。

老小尿床。白纸一张铺席下，待遗于上，取纸晒干，烧末。酒服。

小儿遗尿。不落水鸡膆胫一具，鸡肠一条，猪尿胞一个。各炙焦为末。每服一钱，黄酒送下。女用雄，男用雌。

又方：燕窠中草。研末。水服。

小儿尿如米泔。六一散。凉开水调服三钱，效。

小儿尿白。大甘草头。煎汤服。

尿白如注，小腹气痛。茶笼内箬叶。烧灰。入麝香少许，米饮下。

产后小便淋沥。二蚕茧。烧末。服一月。

淋门

诸淋。冬瓜。煮汤恣饮。

凡淋病便闭。苎麻根。煎服。

淋闭。新鲜苡仁根。捣烂绞汁一碗。或滚酒，或滚水冲，空心服，效。

淋痛闭塞者。以浮水石为末。甘草煎汤调服。

小便淋痛。真定瓷器（煅，研）二两，生熟地黄末各一两。每二钱，木通汤下。

又方：多年木梳。烧灰。空心冷水服。男用女，女用男者。

卒淋不通。好墨（烧）一两。为末。每服一钱，温水服。

小便淋沥。菟丝子。煮汁饮。

又方：生续断。捣绞汁服。即马蓟根也。

淋症，茎中痛，是肝经气滞有热。甘草梢一味。水煎，空心服。

茎中痛甚。淮牛膝。浓煎，入麝香少许，效。

小便热淋。马蓟根。捣汁服。

又：马齿苋汁。服。

又：藕、地黄、生葡萄汁。蜜和服。

热淋。白茅根四斤。水一斗五升，煮五升，服一升，日三夜二。

砂淋，石淋。以胡椒三钱，朴硝一两。为末。每服二钱，开水调下。

砂石淋痛。九肋鳖甲散。炙，研末服，效。

又方：古文钱。煮汁饮。

石淋。浮海石（研）。水三升，醋一升，煮半，澄清服，三服效。

又方：瞿麦。多煎服。

砂石热淋，痛不可忍。薏苡仁，或子、叶、根皆可。水煎热饮，夏日冷饮。

血淋，砂淋，小便涩痛。黄烂浮石。为末。每服二钱，生甘草煎汤调服。

小便淋痛，或尿血，或砂石胀痛。牛膝一两。水二盏，煎半，温服。杜牛膝亦可。入麝香、乳香更良。

血淋，热淋。白薇、芍药各一两。为末。酒服一匙，日三服。

血淋。浮小麦加童便。炒，研末。砂糖调服五钱，愈。

又方：蒲黄、滑石等分。为末。酒服一匙，日三。

又方：海螵蛸末一钱。生地黄汁调服。

又方：苎根。煎汤频服。效。

又：血淋热痛。黄芩一两。水煎热服。

又：血淋涩痛。生山栀子末、滑石等分。葱汤下。

又方：车前草。绞浓汁，入糖霜，炖温服。韭汁亦可。

小儿血淋。鸡屎尖（白者）。炒，研，糊丸绿豆大。每服三五丸，酒下。

肾消膏淋，病在下焦。苦楝子、茴香等分。炒，末。温酒每服一钱。

膏淋。海金沙、滑石各一两，甘草二钱半。为末。每服二钱，鹿角霜、麦冬、灯心煎汤下。

膏淋如油。甘草三钱，滑石二两，海金沙八钱。为末。每服二钱，麦冬汤调下。

浊门

赤白浊。鸡蛋一个。顶上敲损一孔，入生大黄末三分在内，纸糊，煮熟，空心吃四五朝，愈。

又方：葵花根。煎汤饮。

白浊。头生鸡蛋五枚，开小孔，每入白果肉二枚，饭上蒸熟。每日吃一个，愈。

又：常食荞麦面。

又方：陈冬瓜仁。炒，末。空心米饮服五钱，愈。

又方：新鲜苡仁根。捣烂，绞汁一碗，或滚酒，或滚水冲，空心服，效。

少年思欲不遂，相火郁结，兼受湿热，致患白浊。大黄三钱。裹入无馅馒头内蒸熟，晾燥，研末。生白酒调下。

120

又方：六一散。凉开水调服三钱。

色欲过度，精浊白浊，小水长而不痛者。生龙骨、生牡蛎、生菟丝粉、生韭菜子粉各等分。不见火研末，生干面冷水调浆为丸，每服一钱，六七服。

虚寒白浊。鹿角霜。炒，为末。每服二钱，酒调下。

气虚白浊。盐炒黄芪半两，茯苓一两。为末。每服一钱，白汤下。

虚劳白浊。羊骨。为末，酒服一匙，日三次。

心虚白浊。白茯苓末二钱。米饮调下，日二服。

小便白浊。糯稻草。煎浓汁，露一夜，服。

又方：生白果仁十枚。擂，水饮，日一服。

赤浊。用菟丝子、麦冬等分。为末，蜜丸梧子大。盐汤下七十丸。

又方：干红莲子连心衣六两，炙甘草一两。共研末。每一钱，灯芯汤下。

遗精门

遗精。荷叶。研末。酒服三钱，验。

又方：北五味。曝干，研末。每一钱，酒调服，日二次。

又方：雄鸡肾皮。煎汤热饮。

又方：石莲肉、白茯苓各二两（蒸），菟丝子五两。酒浸，研为细末，山药糊丸，桐子大。每服五十丸，温酒或盐汤下。如脚膝无力，木瓜汤下，效。

又方：刺猬皮。焙，研末服。

又方：莲须。煎饮。

遗精滑失。白龙骨（研细）一两，韭菜子（炒）一合。为末。空心陈酒调服二钱。

精气虚，滑遗泄不禁。龙骨、莲须、芡实、乌梅肉各等分。为末，山药丸，如小豆大。每服三十丸，空心米饮下。

虚弱遗精。猪肚一枚。入带心连衣红莲子煮糜杵丸，桐子大。每淡盐汤下三十丸。

心动精遗。莲心一钱。研末。入辰砂一分，淡盐汤下。

才睡即遗。韭子一合（炒），白龙骨一两（煅）。为末。每服二钱，酒调下。

小便泄精。龙骨、远志等分。丸服。或加韭子。劳心者，加朱砂为衣，莲子汤下。

精滑善遗。以刺猬皮焙，研。黄酒调，早服。

肾虚泄精。熟地、煅牡蛎等分。为丸服。

玉茎不萎，精流不已，时如针刺，名为强中。炒韭子（盐炒）、补骨脂各一两。研末。每三钱，水煎，日三服。

髓败精流。用补骨脂一两，青盐一钱。末服。

梦遗。生大黄三分。生鸡子一个，顶上敲损一孔，入末在内，纸糊煮熟，空心食四五朝愈。

心虚梦泄。白茯苓末二钱。米饮调下，日二服。

劳心梦泄。龙骨、远志等分。为末，炼蜜丸，如梧子大，朱砂为衣。每服三十丸，莲子汤一下。

思虑伤心，梦泄，或自流者。菟丝子五两，茯苓四两，石莲子肉一两半。山药糊丸服。

虚劳伤肾，梦中泄精。韭子二两。微炒，为末。食前温酒服二钱。

梦遗，便溏。牡蛎粉。酢糊丸，梧子大。每服三十丸，米饮下，日二服。

遗精梦泄，渐成劳损。白术五两（土炒），苦参（肥白者）三两，牡蛎（左顾研末）四两。为末。以雄猪肚一具，洗煮极烂，捣丸桐子大。每日早、晚以米汤送下三钱。忌食猪肝、羊血、番茄。

阴虚火动，梦遗。莲须十两，石莲肉十两（去内青衣并外皮），芡实十两（去壳，为末），金樱子三斤（去毛子，水淘净）。入大锅内，水煎，滤过，再煎，加饴糖，和匀前药，丸如桐子大。每服七八十丸。

溺血门

溺血不痛，而小便出血也。芝麻。杵末，东流水浸一宿。平旦绞汁煎沸，服。

又方：头发。烧灰，研末。每服三钱，空心滚酒调下。

又方：百草霜。酒调服。

又方：伏龙肝。白滚汤调下。

又方：生绿豆浸湿，捣绞汁，隔水温，日服一碗。

溺血紫黑。车前草汁、藕汁、小蓟汁，调炒黑蒲黄末。空心服。

又方：旱莲草、车前草（子亦可）各等分。杵，取自然汁。空心服三杯，日服之。

小便流红。抱过鸡子壳、田螺壳。炒，研末。酒调服。

小便出血，溺痛不可忍。淡豆豉五钱。煎汤温服。

小便出血。新地骨皮。洗，捣自然汁；或煎汤，每服一盏，入酒少许，食前温服。

小便血条。淡豆豉二撮。煎汤，空腹饮，或入酒饮。

尿血胀痛。牛膝一两。略加麝香煎，温服。

又：乌梅。烧，研末，酢糊丸。酒下。

疝门

疝气。干荷叶蒂二十一个（炒焦），海金砂三分。好酒一碗，煎一滚，趁热服，以醉为度，即愈。

又方：常食梧桐子，效。

又方：橘叶。研末服。

又方：荔枝核。煎服。

又方：鸡子壳。烧灰，为末。空心温酒下，二服即愈。

又方：牛蒡子根、叶。捣烂绞汁，和好酒服之。覆被出汗，永不再发。

疝气作痛。天仙藤一两。好酒一碗，煎半服，效。

卒得疝气，小腹及阴中相引痛，如绞欲死者。沙参。捣末。酒服，瘥。

小肠气痛。老丝瓜。烧灰。调酒服。

小肠气，小腹引睾丸连腰脊而痛。用四制香附（盐水炒）、茴香等分。为末。空心酒下三钱。

小肠疝气、茎缩囊肿。浮水石。为末。每服二钱，木通、赤茯苓、麦冬煎汤调下。

疝气偏坠。大茴、小茴（俱炒）各一两。为末，用猪尿胞一具，连尿入药内，扎定，入罐内，好酒煮烂，连胞捣为丸。白汤送下。

偏坠初起。用穿山甲、茴香二味。为末。酒调服，干物压之。

阴子偏坠。丝瓜叶（烧存性）三钱，鸡子壳（烧灰）二钱。温酒调服。

肾气偏坠，牵引及心腹痛。茴香。浸酒煮饮之。

癞疝偏坠，气胀不能动者。用丹皮、防风等分。为末。酒服二钱。

疝气偏坠。大茴香（炒）、萝卜子（炒）各五钱。共为末，加朱砂一钱八分，作丸服。每早盐汤下一服，九日即愈。

小肠气坠。大茴香、荔枝核（炒黑）各等分。研末。每服一钱，温酒调服。

癞疝疾，重坠大如杯。薏苡仁。同东方壁土炒黄色，去土，入水煮烂，放沙盆内研成膏。每日无灰酒调服二钱。

响疝。木通、川楝各一钱，大茴五分，飞盐三分半。为末。水、酒空心调服。

寒疝，阴子肿大不消。大荔枝核十二三个。煅灰。火酒调如糊服。

寒疝，腹痛，小腹，阴中相引痛，自汗出，欲死。丹参一两。为末。每热酒下二钱。

小儿阴肿。木香五分，甘草、枳壳各一钱。煎服。

胯门

悬痈，俗名偷粪老鼠。白猫屎。瓦上晒干，研细。酒下，并蜜和涂。

骑马痈。大草节带节四两。长流水一碗，以甘草淬，焙水尽，为末。入皂角炭少许，作四服。

后阴门

脱肛。贴水荷叶。焙，研。酒服三钱，并以荷叶盛末坐之。

大肠脱肛。磁石半两。煅，酢淬七次，为末。空心米饮服一钱，以铁屑煎汤洗。

脱肛不收。 茜根、石榴皮各一握。酒一盏，煎七分，温服。

下血脱肛。 白鸡冠花、防风等分。为末。每服一匙，空心米饮下。

肛门肿痛，欲作痔疮。 急取屠刀磨水服，效。

大肠头出寸余，痛苦，干自退落，又出，名截肠，肠尽不治。 初截寸余，即用脂麻油盛之，以臀坐之，自入。饮大麻子油数升。

大肠虫出不断，断之复生，行坐不得。 鹤虱草。为末。水调五钱服，愈。

大便门

大便不通。 枳实、皂荚等分。为末，饭丸。米饮下。

又方： 猪胆汁调酒服。

大便不通，十日至一月者。 冬葵子末、人乳汁等分。和服，通。

大便无故，肠秘不通。 芦荟一钱，朱砂五分。研细，饭为丸，梧子大。开水送。

又方。 橄榄。磨汁饮之。

久病，大便滞涩。 服葵菜自利，滑以养窍也。

大肠冷秘。 附子一枚（炮，去皮）。取中心如枣大为末二钱，蜜水空心服。

大便血燥便涩。 桃仁（去皮尖，炒，研）、麻仁、当归各三钱。煎服,效。

血枯便燥。饮水牛乳。老人火盛者宜之。

老人大便艰涩。熟地三钱,山药四分,山萸肉一钱,茯苓一钱,丹皮一钱。煎汤,去渣,后入人乳半杯,蜜五钱,煎一沸,空心温服。

老人大肠燥结。火麻油、紫苏子、松子肉、杏仁(炒,去皮尖)、芝麻(炒,研如泥)。瓷器收贮。每服一丸,弹子大,蜜水化下。

老人大肠秘涩。防风、枳壳(麸炒)各二两,甘草半两。为末。每食前白汤服。

老人虚秘。阿胶(炒)二钱,葱白三根。水煎化,入蜜二匙,温服。

老人虚人汗多便秘。肉苁蓉(酒浸,焙)二两(研),沉香末一两。为末,麻子仁汁打糊丸,梧子大。每服七八丸,白汤下。

小儿百晬内粪色青。用少妇乳汁一盏,入丁香十枚,陈皮一钱。石器煎服。

泄泻门

泄泻。生姜(连皮切)如粟大,细茶等分。煎服。

火泻者,食入即出。用黄芩、白芍各二钱,甘草一钱。如腹痛,加桂二分;如泄有脓血,加黄连。

寒湿泄泻,小便清者。以头烧酒饮之。

湿热虚泻。山药、苍术等分。饭丸。米饮服。

水泻腹鸣有火者。石膏。煅，仓米饭和丸，梧子大，黄丹为衣。米饮下二十丸。

泄不止。用白龙骨、白石脂等分。为丸。紫苏、木瓜汤下。

泻不止。干饭锅巴二两，松花二两，炒腊肉骨头五钱。烘脆，为末。砂糖调，不拘时服，效。

久泻不止。生姜四两，黄连一两。锉豆大，慢火炒，待姜干脆深赤色，去姜，取黄连为末。每一钱，空心腊茶清下。

久泻不止。风化石灰一两，白茯苓三两。为末，糊丸，梧子大。每空心米饮下二三十丸，妙。

久泻不痊。陈火腿（煅，研）、锅心饭焦各三钱，炒松花一钱。米和丸。参汤下。

小儿久泻，身热最危。炒黑松花一钱，炒红曲二钱。共研。白糖调下。

胃弱久泄。黄米。炒，为粉。每用数匙，砂糖拌食。

泄利不固。白面一斤（炒焦黄）。每日空心温水服一二匙。

久泻滑肠。白术（炒）、茯苓各一两，糯米（炒）二两。为末。枣肉拌食。

久泻。白石脂、干姜等分。研，白沸汤和面为丸，梧子大。每米饮下三十丸。

老人泄泻不止。枯白矾一两。煨河藜勒七钱半。为末。米饮服二钱。

脾虚泄泻。白术、车前子等分。炒，为末。白汤下二三钱。

又方：糯米（炒黄）。磨粉。加白砂糖调服。

老小滑泻。黄土炒白术半斤，炒山药四两。为末，饭丸。米汤下。

多年脾泄。吴茱萸。开水泡，焙干，每用三钱，水煎。入盐少许服之，立效。

泄而腹胀，诸药不效。用益智仁二两。煎服。

脾泄。陈火腿骨（煅，研末）、红曲、松花各等分。砂糖调陈酒送下。

胃寒吐泻。母丁香、橘红等分。研，蜜丸豆大。米汤下一丸。

脾积久泻。常食荞麦面。

每五更溏泄一二次，经年不止，为肾泄。五味（去梗）二两，吴茱萸（汤泡七次）五钱。共炒香，为末。每旦陈米饮服二钱。

治泄。车前子不拘多少。为细末。每服二钱，米饮调服。

暴泻引饮。秦艽二两，炙甘草半两。每服三钱，水煎服。

久泄。用酸石榴皮研末。米汤下，每服三钱。

泄利冷热赤白，腹内热毒绞结痛，下血。干黄土。
水煮三五沸，绞去滓，暖服。

滞下门（俗名痢）

痢初起，不问男妇、室女、妊娠、小儿。白萝卜
二三斤。洗净，连皮放石臼内捣碎，绞取浓汁，每日冷
食二三饭碗。忌荤腥杂味。并治疫痢如神。

又方：水晶糖四两。赤痢，用浓苦茶一杯；白痢，
用姜汁一杯；赤白痢，用浓茶、姜汁各半杯，将糖入内
炖烊服，验。

痢疾腹胀初起疼痛，里急后重。锦纹大黄一斤（切
片，好酒拌，饭锅上蒸，再晒九次），牙皂一两六钱
（微炒黄）。磨末，蒸饼丸，或炼蜜丸。或服三五分。

里急后重。不蛀皂角子（米糠炒过）、枳壳（炒）等
分。为末，饭丸，梧子大。每米饮下三十丸。

小儿暴痢。小鲫鱼一尾。烧灰服。

少小洞注下痢。炒仓米末。饮服。

痢疾。生姜（连皮切，如粟大）、细茶等分。煎服。

又方：鲜荷叶。烧，研。每服二钱，陈皮、甘草
汤下。

又方：黄连、白芍各一钱，吴茱萸五分。水煎服。

又方：炒熟荞麦二钱。砂糖汤调服。

又方：槐花。研末。米汤调服。

又方：风菱壳。煎浓汁服。

又方：扁豆花服。

又方：木香四两（酒炒），苦参六两。为末，甘草一斤熬膏，丸桐子大。每服三钱，白痢，姜汤下；红痢，甘草汤下。

赤白痢，产后痢，小儿疳痢。薤白。和米煮粥食。

诸般渴痢。煮冬瓜食，并饮其汁。

恶痢不瘳。陈火腿骨。煅，研。开水服。

血痢，产后痢。冬葵子。为末。每服二钱，入腊茶一钱，沸汤调服，日三次。

水谷下痢，及每至立秋前后即患痢，腰痛。樗根一大握。捣筛。好面捻作馄饨，煮熟，每日空心服十枚。

一切下痢。木香方圆一寸，黄连半两。同煎干，去连，切木香，焙，末。分作三服，第一橘皮汤下，第二陈米饮下，第三甘草汤下。

热痢腹痛。胡黄连末。饭丸梧子大。每米饮下三十丸。

冷痢腹痛，不能食。肉豆蔻一两。去皮，酢和面裹煨，捣末。每服一钱，粥饮下。

热毒下痢。忍冬藤。浓煎饮。

小儿下痢。羚羊角中骨。烧末。饮服一匙。

小儿下痢，腹大且坚。多垢故衣带（切）一升。水三升，煎一升，分三服。

小儿疳痢。鸡膍胵黄皮。烧末。乳服。

白痢如鱼冻者。白鸭。杀取血，滚酒泡服。

赤痢。白槿花五六朵。置瓦上炙，研。调白糖汤服，效。晒干，次年用亦效。

又方：木耳灰、槐米灰、红曲灰。砂糖空心服。

赤痢热燥。粳米半升。水研取汁，入瓷瓶中，蜡纸封口，沉井底一夜，平旦服。

赤痢脐痛。黑豆、茱萸子二件。搓摩，吞咽之；煎汤饮亦可。

赤痢久下，累治不瘥。黄连一两。鸡子白和丸服。

赤痢，血痢。山漆三钱。研末。米泔水调服，愈。

血痢。乌梅、胡黄连、灶下土等分。为末。茶调服。

又方：薄荷叶。煎服。

又方：盐梅肉一枚。研烂。合腊茶入醋服。

毒痢下脓血者。金银花一两。煎汤送香连丸三钱。

痢病，腹痛下脓血。用大黄酒煮为丸。白水服三钱，效。

血痢腹痛。玄胡索。为末。米饮调服三钱。

血痢下血。木耳（炒，研）五钱。酒服亦可，用井华水服。

便痢脓血。乌梅一两。去核，烧过为末。每服二钱，米饮下，立止。

血痢不止。苦参。炒焦为末，水丸梧子大。每服十五丸。

小儿血痢。马齿苋菜（杵汁）三合。煎沸，入蜜一合，和服。

红白痢。荷叶。焙，研。每二钱，糖汤下。

又：白葱白一握。细切，和米煮粥，日日食之。

又方：山豆根末。蜜丸梧子大。每二十丸，空腹白汤下。

又方：鸡冠花。煎酒服，红用赤，白用白者。

又方：腊猪骨。烧灰。温酒调服三钱。

又方：山楂末。滚汤调砂糖服。

又方：乱发一团。烧灰。水服。

又方：赤石脂末。每服一钱。

赤白痢，不论初起久远。柿饼一个。开一口，入白蜡三分在内，纸包扎，水湿透纸，灰火中煨熟食之。

赤白重下。豆豉。熬少焦，捣服一合，日三服；或炒焦，水浸汁服，验。

赤白痢下，腹痛，食不消化。酸石榴皮（炙黄）。为末，粟米饭和丸梧子大。空腹米饮服三十丸，日三服。

噤口痢。冰糖五钱，乌梅一个。煎浓频呷。

又方：参、苓、石莲肉，少加菖蒲服，即思食。

又方：腌肉脯煨烂，食。

又方：山药（半生半炒）。研末。米饮下二钱。

又方：单用菖蒲一味，效。

又方：饮浓鸡汁，效。

又方：荞麦面二钱。砂糖水调下。

又方：鸡内金。焙，研。乳汁服。

噤口痢，元气虚极者。人参三钱，石莲肉（炒）二钱，黄连一钱，鲜荷叶一片，老黄米一撮。水二钟，煎六分，入木香末三分，和匀服。积未净者，加山楂二钱，枳壳、槟榔各七分。

米粒不下，百药不效者。五谷虫。焙干，为末。每服二三钱，米汤下。

不能饮食者。乌梅肉。和蜒蚰捣烂成丸。含口内片时。乌梅渣不宜咽下。

下痢噤口。萝卜捣汁、生蜜各一盏。同煎，早、午各一服。

久痢噤口，病势欲绝。金丝鲤鱼一尾。如常治净，用盐、酱、葱、胡椒末煮食。

久痢。刀豆荚。饭上蒸熟，洋糖蘸食。

又方。乌梅。烧，研。米饮下二钱。

又方：陈火腿骨（煅）四钱，黄连（姜汁炒）一钱，砂糖（炒干）四钱（为末），乌梅肉五分。煮烂捣丸。每服三四十丸，空心黄米汤下。

又方：松花三钱，地榆二钱，干荷叶二钱，臭椿树根皮一两。取向东南，去外粗皮，为细末。白痢红糖调，红痢蜜调，红白相兼蜜与糖调，加温水少许，每服二钱。忌面食、荤腥、油腻等物。初起者不可服。

又方：陈石榴酸者。焙干，研细末。每服三钱，米饮汤下。

久痢，虚滑不禁。臭椿树皮根。切碎，酒拌炒，为细末，真阿胶水化开和为丸，桐子大。每服三五十丸，空心米汤下。里急后重腹痛者。不可服。

肾虚久痢。骨碎补末。入猪肾中煨熟食之，效。

久痢不止。茄根（烧灰）、石榴皮等分。为末。以砂糖水服。

休息痢。梅叶。煎服。

又方：常食荞麦面。

又方：乌梅和建茶、干姜为丸服。

又方：苦参子仁三十粒。包龙眼肉作丸。每晨服二三服。

休息久痢，但痢而无后重痛者。用壮大猪小肠一条，不落水翻转，油腻秽浊刮下，但将刮，内有粪先去其粪，重者，吃二三条肠垢必愈。

休息久痢。白豆腐。酢煮食之，愈。

久痢五色。大熟瓜蒌一个。煅，研末。温酒下，效。

又：猬皮。烧灰。酒服。

便血门

便血不论新久。白矾七八分，大人一钱半。研细末，调入鸡子内煎熟，切作细块，空心白汤下。

又方：姜蚕（炒）一两，乌梅肉五钱。捣，醋糊丸。淡醋汤下。

便血：槐花、荆芥穗。为末。酒服一钱。

又方：酒煮鲫鱼常食。

又方：荸荠汁一钟，好酒半钟。和，空心温服。

又方：五倍子。研末。艾汤下一钱。

又方：臭椿白皮。洗，晒，研末，饭和丸。荷叶蒂煎汤下。

又方：乌梅肉、红枣肉等分。杵丸。米饮下。

便血腹痛。干丝瓜。煅，研。酒服二钱。

便血而泄，体倦食减者，是脏寒也。猪脏。洗净，以吴茱萸末填满缚定，蒸烂，捣为丸。米饮下。

大便流红。猪大肠八寸，内实白莲肉二两，煮食。

大便下血。炒荆芥末。米饮服二钱，妇人用酒下。

又方：荸荠汁。好酒和，空心温服，效。

大肠下血。乌鲗骨。漂淡，研末。每服一钱，米饮下，或木贼煎汤。

卒泻鲜血。小蓟叶。捣汁，温服一升。

酒毒下血。槐花（半生半炒）一两（焙），山栀子五钱。为末。新汲水服二钱。

男子便血。黑豆一升。炒焦，研末。热酒淋之，去豆，饮酒，效。

大肠下血，及妇人崩漏。败棕。烧灰。酒服，或米汤调服二钱。

妊娠下血，孕妇多恣，以致冲任奇经脉络损伤，别无病状。生鹿角屑、当归各五钱。水煎服。

粪后下血。白鸡冠花并子。炒，煎服。

又方：凌霄花。浸酒频饮。

肠风下血。山楂。为末。艾汤调服。

又方：木贼草。煎服。

又方：槐花二两（一半炒，一半晒，为末），柿饼七个（去蒂），乌梅十四个。捣为丸，梧子大。每日滚汤送下。

又方：香白芷。为末。每服二钱，米饮下，效。

又方：经霜茄（连蒂）。烧末。每二钱，米饮下；空心酒服亦可。

又方：霜后丝瓜络。烧末。空心酒服二钱。

肠风。青州柿饼一个，内放白蜡一钱。饭锅蒸熟，食数次。

肠风便血。棉花子。炒黄黑色，去壳，为末，陈米浓汁加黑砂糖丸，如梧子大。每晨开水送三钱，服三斤断根。

又方：生豆腐渣。炒燥，为末。每服三钱，白砂糖汤下，日三次。远年垂危者亦效。

又方：苦参子圆囮仁，每七粒以龙眼肉包之。每服三包，白汤下。重者，日三服。忌荤、酒，戒鸭肉。

又方：柿饼。煅，研，再以煮烂柿饼杵和丸，如梧子大。仍以柿饼汤下，久服效。

肠风下血，因酒毒者。大田螺五个。烧至壳白肉干，研末。作一服，热酒下。

肠风久不愈。臭椿树根皮、乌梅。共煎，陈酒冲服。

脏毒下血。猪脏。洗净，入槐花末令满，缚定，以醋煮烂，捣为丸。酒下。

又方：干柿饼。烧灰。米饮服三钱。

又方：苦楝子（炒黄）。为末，蜜丸。米饮下。

肠风脏毒下血。生芸苔子、炙甘草。为末。每服二钱，水煎服。

又方：槐实。锉末。米饮下一钱。

又方：槐树上耳。为末。米饮下。

又方：桑耳二两，粳米三合。煮粥空心食。

又：肠风脏毒，下血不止。旱莲子草。瓦上焙，末。每二钱，米饮下。

又方：何首乌二两。为末。食前米饮服二钱。

蛊毒下血。刺猬皮一枚（烧焦，去皮，留刺），木贼半两（炒黑）。为末。每二钱，酒下。

小儿中蛊，下血欲死。载中蛊门。

痔门

痔疮初起。 马齿苋（不拘鲜干）。煮熟食。

一切漏疮。 故布裹盐烧赤，为末。每服一钱。

五痔。 槐实。锉末。米饮下一钱。

又方： 水研山豆根服。

五痔痔漏。 桑耳二两，粳米三合。煮粥空心食。

又： 槐耳。为末。米饮下。

痔漏。 刺猬皮大二张（新瓦上炙脆，为末），象牙屑一两，绿豆粉一两，青黛三钱，槐花末一两半，陈细茶五钱。为末，用陈糙米煮烂饭和丸。每服三钱，金银汤送下。

又方： 桑树上寄生。为末。米饮下。

又方： 金银藤并花。为末。每酒下三钱。

又方： 生芸苔子、炙草。为末。每服二钱，水煎服。

又方： 象牙屑。和粥食。

多年顽漏。 大脚鱼一个，好冰片三钱，钟乳石五钱。研细末，入脚鱼口内，倒挂三四日，待头肿大，快刀杀下头，阴阳瓦炭火上炙，盐泥封固，留一小孔出烟，烟尽小孔封固，俟冷打开，研细。用四五分，好酒送下。

痔漏退管。 象牙末二两，人脚指甲（炙）五钱，牛骨腮（炙）一两，猪脚格（炙）一两。刺猬皮锅内蜜滚，炙干，为末，将地榆、槐角二味入猪脏内煮熟，捣烂，共捣蜜丸，每服三钱，空心滚汤送下，其管自出。

久近痔漏患三十年者。白莲花蕊一两五钱（焙），黑丑一两五钱（取头末），当归五钱（炒）。为末。每服二钱，空心酒下，服三服除根。忌发火等物。

疮久成漏。忍冬草。浸酒常饮。

痔血。归身二钱，地榆炭一钱。水煎服。

又方：鲫鱼常作羹食。

又方：新槐花。炒，研。酒服三钱，日三，并洗之。

又方：鸡冠花不拘多少。浓煎空心服。

痔疾下血。益母草叶。捣汁饮。

又方：蒲黄。末。每服一匙，日三服。

又方：槐树上木耳。为末。每服一匙，日三服。

血痔肠风。龟肉。煮烂，吃一碗，效。

肠风痔血。棉花子。炒黄黑色，去壳，为末，陈米浓汁加黑砂糖丸，如梧子大。每晨开水送三钱，服三斤断根。

又方：生豆腐渣。锅内炒燥，为末。每服三钱，白砂糖汤下，日三次。远年垂危者亦效。

又方：苦参取圆囵仁。每七粒以龙眼肉包之，每服三包，白汤下。重者，日服。忌荤、酒，戒鸭肉。

又方：柿饼。煅，研，再以煮烂柿饼杵和丸，如梧子。仍以柿饼汤下，久服，效。

肠痔脏毒，愈而频发，脓水常流，将成管漏。头蚕纸。晒燥，小刀刮下蚕空壳，阴阳瓦烘黄，好酒送下，连服十张除根。

酒痔便血。用青蒿叶为末。粪前血，冷水调服；粪后血，酒调服。以青蒿凉血而不坏胃也。

肛门酒痔。丝瓜。烧末。酒服二钱。

女阴门

阴吹，前阴放如撒屁之声也。猪板油八两，乱发，鸡蛋三个。以肥皂水洗净，同熬发烊，分二次服，病从小便出。

小户嫁痛。牛膝五合。切，酒三升，煮二升，分三服。

房后阴痛。地榆。煮酒服。

女人交接辄出血。桂心、伏龙肝各二分。为末。酒服一匙。

妇人阴挺出下脱。桂心、吴茱萸各一两，戎盐二两。煎熬令色变，为末。每服五分，仍以棉裹如指大纳阴中，日再易。

阴㿗。随证之左右取穿山甲之左右边者。炒，为末。酒下二钱。

大便由前阴而出，证名交肠。得之大怒、大饱，气火错乱，升降失常，清浊混淆，水滓不按常道而行。明矾七分。敲小块，腐衣五层包扎，淡盐汤送下。

前阴出粪，名交肠。服五苓散，效。

又方：旧幞头。烧灰。酒服。

产后水道出肉线尺许，动之痛欲绝。先服失笑散数服；次以带皮姜三斤，研烂，入清油二斤，煎干为度，用绢兜起肉线于水道边煎姜，熏之，冷则熨，自缩入，线断不治。

产户下物如泡有尖，重斤余。急与黄芪、白术各五分，升麻二分，人参、当归各一钱，水煎连服三五剂，即收。

产虫一对长寸余，能行，自后月生一对，名子母虫。苦参。加杀虫药为丸服。

又：将虫埋土中。

产后经不行，数月后忽小腹痛，阴户内有物，如石硬塞痛，此石瘕也。四物汤加桃仁、延胡。煎服。

经水门

经水不调。香附一味。末，醋丸服，效。

经候不准，或先或后。丹参。晒，研。每二钱，温酒下。

经水不调，气血乖和，不能受孕，或生过一胎，停隔多年。全当归五两（切片），远志肉五两。甘草汤洗，用稀夏布袋盛甜三白酒十斤浸之，盖好，浸七日后，晚上温服，随量饮之。勿间断。

经闭。生地汁八两（熬耗一半），大黄末一两。同熬，为丸梧子大。熟水下五粒。

又方：茜草一两。酒煎服。

又方：鼠粪。烧灰。热酒调服。

经事不行。用丝瓜络。煅，研。每三钱，酒下。

月经不通，或两三月，或半年一年者。薏苡根一两。水煎服，数次效。

月经久闭。蚕沙四两。砂锅炒半黄色，入无灰酒一壶，煮沸澄清，温服一盏。

月经逆行，从口鼻出。先以京墨磨汁服止之；再以当归、红花各一钱，水一钟半，煎八分，温服。

又方：鱼胶（切，炒）、新绵（烧灰）。每服二钱，米饮调下。

月水逆行，上出口鼻。韭汁、童便。温服。

经行腹痛。香附（炒）四两，橘红二两，茯苓、炙草各一两。为末。每二钱，沸汤下。

产后月水往来，乍少乍多，仍复不通，时痛，小腹里急，下引腰身。重用鹿角末服。良。

又方：烧月经衣。井华水服。

经水无期。用竹纸烧灰。温酒调服。

月水不断。羊前左脚胫骨一条（纸裹泥封，令干，煅赤），入棕榈灰各等分。每服一钱，温酒服。

144

又方：木贼（炒）三钱。煎服。

又方：败蒲扇。烧灰。酒服一钱。

经水不止。箬叶灰、蚕纸灰等分。为末。每服二钱，米饮下。

又方：红鸡冠花一味。晒干，为末。每服二钱，空心酒调下。忌鱼腥、猪肉。

又方：青竹茹。炙，为末。每服三钱。水一盏，煎服。

妇人血黄。老茄。竹刀切片，阴干，为末。温酒下二钱。

崩漏门

血崩。陈槐花一两，百草霜五钱。为末。每服二钱，烧红秤锤淬酒调服。

又方：败棕烧灰。为末。水调服。血热用童便。

又方：黄芩、木耳。为丸服。

血崩。代赭石。火煅，酢淬七次，为末。白汤服。

又方：蚕沙。为末。酒服。

又方：蚕茧。煮汁饮。

风湿血崩。荆芥穗子。麻油灯上炒黑，为末。每服一二钱，童便调服。

血崩，赤带。莲房、荆芥（炒黑）。研末服。

又方：木贼五钱。水煎服。

久崩。乌梅。烧，研。米饮下二钱。

又方：陈棕灰、百草霜、头发灰各一两。共为末。每服一钱，陈酒下。

血崩不止。夏枯草末。每服一匙，米饮调下。

又方：大蓟根。绞汁服半升，瘥。

又方：白扁豆花。焙干，为末。每服二钱，空心炒米煮饮，入盐少许，调下，效。

又方：老丝瓜、棕榈等分。烧灰。盐酒，或盐汤下。

又方：荸荠一岁一个。烧，研末。酒服。

又方：凌霄花。为末。每酒服二钱。

崩中卒下血。好墨。酢磨服。

崩中下血，不问年月远近。槐米。烧末。每服一匙，温酒下。

血热妄行，以致崩漏。以铁秤锤烧红，淬酒中，取酒调黄芩末三钱服。

崩淋。香附。去毛，炒焦，研末。温酒或米饮下二钱，极重者三钱。

又方：甜杏仁去仁，用皮，煅，研。每三钱，温酒下。

崩中漏下。石苇。为末。每服三钱，温酒服，效。

又方：核桃。烧末。米饮服，日三次。

漏血欲死。鸡苏。煮汁一升，服。

妇人迈年骤然血海大崩不止，名曰倒经。陈阿胶一两（米粉拌炒成珠），全当归一两，西红花八钱，冬瓜子五钱。天泉水煎服。崩止尤发热，再以六安茶叶三钱，煎服。

带下门

带下。土人参（切片）三两。陈绍酒饭上蒸熟，分作三服，愈。

带下。水和云母粉，每服一匙，效。

白带。用青色无沙眼之牡蛎。火煅红，冷定，又煅七次，研细。腐浆调下二钱。

又方：常食荞麦面。

又方：白鸡冠花。晒干，为末。每旦空心酒服二钱。

又方：用艾叶煮鸡子食。

又方：陈冬瓜仁。炒，末。空心米饮服五钱。

又方：沙参。研末。酒调服。

白带，下部痛。苦楝（炒）、大茴香、当归等分。酒和丸。酒下。

虚寒白带、白淫。用糯米、花椒等分。研，醋糊丸，梧子大。每三四十丸，醋汤下。

白带不止。炒槐花、煅牡蛎等分。为末。每酒服三钱，效。

白带多，因七情内伤或下元虚冷所致。沙参。为末。每服二钱，米饮调下。

白带，白淫。风化石灰一两，白茯苓三两。为末，糊丸梧子大。每服二三十丸，空心米饮下。

赤带。红鸡冠花。晒干，为末。每日空心酒服。

赤白带。葵花。阴干，为末。空心温酒服二钱。赤用赤，白用白者。

赤白带下。白果。煨熟，去火气，细嚼，米饮下。

赤白带下。石菖蒲、补骨脂（俱炒）。研末。开水调下。

赤白带下。白扁豆。为末。米饮下，每服二钱。

赤白带下。苦参二两，牡蛎粉一两五钱。为末。以雄猪肚一个，水三碗煮烂，捣泥和丸，梧子大。每服百丸，温酒下。

又方：夏枯草（花开时采）。阴干，为末。每服二钱。米饮下，食前服。

又方：荞麦（炒焦）。为末，鸡子白和丸，梧子大。每服五十丸，盐汤下，日三服。

又方：白扁豆。炒，为末。米饮调服二钱。

赤白带下，年深诸药不能疗者。贯仲（状如刺猬者）一个（全用）。不锉，只揉去毛及花萼，以好酢蘸湿，慢火炙令香熟，候冷为末。米饮空心每服二钱，效。

崩中赤白，不问远近。槐枝。烧灰。食前酒下一匙，日二服。

任脉虚而带下不摄。海螵蛸一味。为粉，广鱼鳔煮烂杵丸，绿豆大。淡菜汤下，久服无不功。

求嗣门

立春日雨水，夫妻各饮一杯，还房，当获有子。

令人有子。慈石。炼。水饮。

又方：木耳久服。

男子益阳道，令人有子。枸杞虫。炙黄，和地黄末为丸服。

妇人无子。以白狗骨煎汁，加米煮粥食，补益有子。

月经净后，每日用青壳鸭蛋一个，针刺七孔，蕲艾五分，水一碗，将蛋安艾水碗内，饭锅蒸熟食之，每月吃五六个。

始孕欲转女为男。原蚕屎一钱。井华水调服，日三次。

调经种子保胎。白茯苓二两（土炒）、白术（酒炒）、条芩（童便炒）、香附（醋炒）、延胡、红花（隔纸焙干）、益母（净叶）各一两，真没药三钱（焙干，去油）。共研细，蜜丸，梧子大。每日七丸，白汤下。凡愆者服之自调，不孕者服之即娠，胎动者服之即安，胎滑者服之自固。若胎动者，每日可服三五次；胎滑者，有孕即宜配合每日服之，自然胎安易生，但每次七丸为止，不可多服一丸，至嘱。

经水不调，气血不和，未能受孕，或生过一胎，停隔多年。用全当归五两（切片），远志肉五两。甘草汤洗，用稀夏布袋盛福真酒十斤浸之，盖好，浸七日后，晚上温服，随量饮。

妇人子宫脂满不受孕，及交合不节而子宫不净者。蒸煮猪胰油，常食之。

绝孕门

欲断产者。常嚼滇南马槟榔二枚，水下，久则子宫冷，自不孕矣。

断产。蚕退纸方圆一尺。烧为末。酒服。

又：剪印纸有印处。烧灰。水服一匙，效。

胎孕门

安胎。视月数，连壳桂圆一月一枚，二月二枚，以至十枚，加紫苏少许。煎服，每月服七次。

预防胎坠。用头二蚕丝黄。阴阳瓦煅微焦，研细。每月用龙眼汤下三钱。

又方：红莲子、青苎麻（洗去胶）、白糯米各三钱。水一钟，煎半，每日晨服，自怀孕两月起至六个月。

孕妇腰背痛，惯小产。厚杜仲四两（切片，白糯米炒断丝），川续断肉二两（酒拌炒）。为末，山药糊丸，桐子大。每服八九十丸，米汤空心下。戒恼怒，忌酒、醋、猪肝、发火等物。

胎气不固。南瓜蒂。煅，研。糯米汤下。

胎气上冲。好酱油。开水调服。

子上冲心。萝卜或根。煮浓汁饮，即下而安。

胎前恶阻。川连三分，苏叶三分。煎汤呷。

患温热症，护胎未放。荷叶。焙干，和蚌粉，新汲水、蜜调服亦可，外涂。

安胎顺气。香附子。炒，为末。浓煎紫苏汤服一二钱，或加砂仁。

胎动。朱砂末一钱。和鸡子白三枚，搅匀，顿服，死即出，未死即安。

胎动，或腰痛，胎转抢心，下血不止。菖蒲根。捣汁一二升，服。

胎动不安，腰痛，或胎上抢心，烦闷，或下血。葱白（大者）二十茎。浓煮汁饮，效。

胎动欲堕，腹痛不可忍。苎根二两。锉。银石器酒、水相半煎服。

又：干荷叶一枚。炙，研。糯米泔一钟调服。

胎动已见黄水。干荷蒂一枚。炙，研。糯米淘汁一钟调下。

胎动腹痛，下黄汁，如漆，如豆汁者。苎根、金银花根各五钱。水、酒各半煎服。

闪颠胎动欲漏。砂仁皮（炒令热透，为末）一钱。或酒，或盐汤下。

胎因房事而动，困绝。竹沥频频饮一升，愈。并治子烦。

六七月后孕动，困笃难救，或下血。 葱白一大握。水三升，煎一升，去渣，顿服。

胎动下血。 鸡子二枚。打散，粥汤搅熟服。

胎热。 纹银五两，葱白三寸。水煎，去滓。入阿胶五钱，烊服。

妊娠腰痛。 当归、川芎各三钱。切，入米银器中煎三四沸，入青竹茹一钱，再煎三四沸，去滓，入阿胶钱半，烊服。

漏胎。 五倍子末。酒服二钱，效。

漏胎，下血不止。 生地汁一升，酒四合，煮三合，五沸，服，不止再服。亦治子烦。

漏胎下血。 莲房。烧，研，面糊丸，梧子大。每服百丸，日二。

妊娠下血不止，疼痛。 家鸡翎。烧灰，细研。温酒调下二钱。亦治小便不禁。

妊娠无故下血不止。 阿胶三两。炙，捣末。酒一升半，煎令消，顿服。

妊娠下血，孕妇多欲，以致冲任奇经脉络损伤，别无病状。 生鹿角屑、当归各五钱。水煎服。

胎漏。 炒熟蚕壳。磨末。每服三四钱，加砂糖少许，调服。

**腹动，或腰痛，胎转抢心，下血不止，或倒产，子死腹中。艾叶一鸡子大，酒四升。煮半，分二服。

妊娠心痛。盐。烧赤。酒服一钱。

妊娠心痛。青竹茹一升，酒二升。煮取一升，去渣温服。

妊娠心腹绞痛。大红枣十四枚。烧焦为末。以小便服之。

妊娠卒不得小便。杏仁一味。去皮尖，捣丸，如绿豆大。灯芯汤吞七丸，效。

妊娠遗尿。益智仁。为末。米饮下。效。

孕妇小便不禁。治同本门妊娠下血不止疼痛条。

妊娠尿血。阿胶。炒黄，为末。食前粥饮下二钱。

又方：取夫爪甲。烧灰。酒服。

妊娠溺血。豆酱（熬干）、生地等分。研。每一钱。米饮下。

妊娠吐血。马勃。研细末。米饮下一钱。

妊娠鼻衄。白茅花。浓煎汁服。

妊娠脏躁，自悲，自哭，自笑。红枣。烧末。米饮调下。

孕妇咳嗽。贝母（去心，麸炒黄）。为末，砂糖和丸，如芡子大。含咽二十丸，效。

腹中儿哭。黄连。煎浓汁，常呷之。

孕妇腹内如钟鸣。鼠窟土。研末。每服二钱，麝香汤调服。

妊娠呕吐。香附二两，藿香叶、甘草各二钱。为末。淡盐汤下二钱。

又方：竹茹三钱，陈皮一钱。煎服。

子烦。黄连末。酒服二钱。

子烦。治同本门漏胎下血不止条，及胎因房事而动条。

子肿。冬瓜汤恣饮，或用冬瓜皮煎汤服。

子悬。香附。炒，研。紫苏汤下一二钱。

子淋。小便淋秘也。地肤子，或冬葵子。煎汤饮。

子痫昏冒。缩砂和皮。炒黑，热酒调下二钱，或米饮下，效。

毒药伤胎，腹痛口噤，手强头低，自汗，似乎中风。生白扁豆末。米饮服一匙，或浓煎汁亦可。

死胎不下。皮硝二钱（壮者三钱），寒月加熟附子五分。酒半杯，童便一杯，煎二三沸，温服。

碍病不能不去胎。虻虫十枚。炙，捣为末。每服一钱，粥饮下。

又：麦蘖一升，蜜一升。服即下。

孕痈。乌药五钱。水一钟，煎七分 入牛皮膏一两，化服；或苡仁煎汁饮之。

始觉有孕，欲转女为男。用原蚕屎一钱。井华水调服，日三次。

临产门

催生。黄葵子（炒）七十粒。捣烂。酒冲服。

催生。用荷瓣一张（上书一个人字）。嚼而吞之，立产。

又方：车前子四钱，冬葵子三钱，炒枳壳二钱，白芷一钱。多日不下者，可煎而服之。

将产。井华水服半升不作运。

难产，催生。龟甲。烧末。酒服。

产难。素心兰花。阴干。汤泡服。

又方：本夫裈带五寸。烧灰。酒调下。

又方：旧草鞋鼻。烧灰。热酒冲服，效。

又方：铁锤。烧红，碗贮，入酒，温服一盏。

又方：鳖甲。烧存性，研末。酒服立出。

又方：桃仁一个。劈为二片，一片书可字于其上，一片书出字于其上，吞之即生。若以朱砂书之，则更灵。

又方：蝉蜕。烧灰。水调服一钱，即下。

又方：兔毫败笔头一个。烧灰。生藕汁一盏调服，立产。

又方：芸苔菜子。研末。酒调下十五粒。

又用：赤小豆生吞七枚。

又方：陈麦秆（露天者尤妙）一两。洗净，剪寸段，煎汤服，极效。

难产不下。鱼鳔五钱，煅，研。酒下。

血虚难产。当归一两五钱，川芎五钱。为末，以黑豆炒焦，入流水、童便各一盏，煎减半，调服。

难产日久，浆水下多，胞干儿不得下。香油、白蜜各一碗。火上煎微沸，调滑石末一两，搅服之；外以油蜜涂母脐腹上。

横生，逆生，难产，子死胎中。黑豆一大合。炒熟，水与童便合煎服，效。

难产，经日不生。云母粉半两。温酒调服，效。

横生，倒产。人参、乳香末各一盏，丹砂末五分。研匀。鸡子白一枚，入生姜自然汁三匙，和匀冷服，效。

又：葵花。为末。酒服一匙。

横生，逆产。芒硝末二钱。童便温服，效。

又方：小麦、赤豆。煮浓汁饮。

横生。以益母草一两。酒煎浓汁，和童便一大盏服。

盘肠生，肠干不上。磨刀水润上，再煎好磁石汤一杯温服，自然收上。

过月难产。用旧绢筛罗底一个。卷筒烧碗内。白汤下，即产。

胎涩不下。用鲜猪肉三斤。煎清汤，吹去浮油，恣饮即产。

胎涩。生牛膝一两（酒浸，杵烂），龙眼肉六两。煎浓汁，冲入酒内服之，即产。

死胎不下。生半夏、白蔹等分。为末，水丸，梧子大。榆白皮煎汤下五十丸。

子死腹中。珍珠末二两。酒服，立出。

子死腹中。鸡子黄一枚，姜汁一合。和服。

又：榆白皮。煮沸服二升。

又：新汲水磨金墨服。

下死胎。伏龙肝一两。研细。甘草汤调服。冷饮能解诸般中毒。

下鬼胎。神曲末二钱。和水服，或浓煎汁服。

胞衣不下。囫囵鸡头叶一张。煎汤服。

又方：好墨。温酒服。

又方：猪脂一两。水一盏，煎服。

又方：伏龙肝。研末。酒调服。

又方：小麦、赤豆。煮浓汁饮。

又方：童尿一升，生姜、葱白各三钱。煎数沸，热服。

胞衣不下。荷叶。炒香，为末。每服一匙，沸汤或童便调下。烧灰、煎汁皆可。

又：即取洗儿汤一盏，服之即下，勿令产母知。

又：赤小豆，男七枚，女二七枚。东流水吞服。

胎衣不下，恶血冲心。五灵脂（半生半炒）。研末。

每服二钱，温酒下。

母病欲下胎。榆白皮。煮汁服二升。

产后门

行瘀。生藕。捣汁，炖温服。

又方：益母草。煎汤，和热童便服。

恶露不行，腹痛。山楂。煎汤，调砂糖服。

血瘀痛甚者。山楂二两。煎服。

产后血晕。热童溺灌。

恶露不下。好墨。酢淬末。童便、酒下，妙。

儿枕痛。真蒲黄。研细。酒调服二钱。如躁渴者，新汲水调下。

又：隔年蟹壳烧灰。酒调下。

又：五灵脂。慢火炒，研末。酒服二钱。

恶血冲心，或胎衣不下，腹中成块。大黄一两。为末，酢半升，同熬成膏，丸如梧子大。以温酢化五丸服，血下即愈。

血运，及恶露不下，痛闷欲死。苏木一两。锉。酒、水煎服。

血运，及恶血冲心，或儿枕痛欲绝。延胡索。为末。酒服一钱，效。

血运。鳔胶。烧灰。酒和童便调服。

又方：案纸三十张。烧灰。清酒半升和服，效。

产后面紫，目不合，乃恶血上冲气壅。山楂一两。

炒枯，童便煎服。

　　产后面黑，乃恶血入肺，发喘欲死。苏木一两。水三钟，煎至一钟，调人参细末五钱服。

　　产后惊风，遍身发肿，恶露不行。粪坑内陈年砖一块。活水洗净，真陈酒五斤，放钵内，栗炭火将砖烧透，浸酒内，提出复烧，如此三遍，其酒不过二斤，候温令产母服一二杯。不饮酒，用天泉亦可。

　　产后中风急危。黑豆一茶钟。炒至烟起，再入连根葱头五个，同炒，随入好酒一钟，水钟半，煎至一钟，温服，出汗，验。

　　产后角弓反张痉，俗名产后惊风。荆芥穗。焙，研，每二钱以黑豆炒焦，乘热入醇酒中，取酒调下。口噤者，撬开齿灌，甚则灌鼻中。

　　产后血运，风痉，身强直，口目㖞斜，不知人。鸡子清三个。调荆芥末二钱，日二服。或一枚亦可。

　　产后搐搦，强直，不可便作中风治，乃风入子脏，与破伤风同。鳔胶一两。以螺粉炒焦，去粉，为末。分三服，煎蝉蜕汤下。

　　产后中风，口噤身直，面青，手足反张。竹沥。饮一二升即苏。

　　产后不语。生白矾末一钱。熟水下。

　　产后烦闷，寒热。羚羊角。烧，研。酒服二钱。

　　产后发热烦渴。生藕汁一升。合生地汁服。

产后烦闷，乃血气上冲。生地黄汁、清酒各一升。相和煎沸，分二服。

产后口渴。炼过蜜不计多少。熟水调服。

产后虚汗。马齿苋（研汁）三合。服。如无，以干者煮汁。

产后呕水，因怒哭伤肝，呕青绿水。韭叶一斤。取汁，入姜汁少许和饮。

产后呕逆，别无他疾。白术一两二钱，生姜两半。酒、水各二升，煎半，分三服。

产后气逆。青橘皮。为末。葱白、童便煎二钱服。

产后腹胀不通，转气急，坐卧不安。麦蘖一合。为末。和酒服，验。

产后血气暴虚，汗出。淡竹叶。煎汤服。每服三合，须臾再服。

产后迷闷。荆芥穗。焙，研。热童便调下二钱。

产后忽昏闷，不省人事，暴虚也。生鸡卵三枚，吞之。未醒，再服童便一升。

又：未醒，服竹沥五合，日三五次。外以半夏末，或皂角末，吹鼻令嚏。

产后浮肿。柑皮。酒煎服。

产后血痛。白鸡冠花。酒煎服。

产后下血不止，羸瘦欲死，并血风等证。蒲黄二两。水二升，煎八合，顿服。

产后血多不止。乌鸡子三枚，醋半盏，酒二盏。和搅，煮取汁一盏，分四服。

又方：百草霜三钱。研。酒下。

产后崩中。莲蓬壳五个，香附二两。各煅，研。每服二钱，米饮下，日二服。

产后下痢。赤白紫苋菜一握。切，煮汁，入粳米三合，煮粥食。

产后尿血。川牛膝。水煎顿服。

产后带下。羊肉二斤，淡豆豉、大蒜各三两。水一斗，煮减半，去渣，入酥一升，更熬至二升，频服。

产后遗溺。猪脬、猪肚各一具。洗净，糯米五合入脬内，更以脬入肚内，加盐、酱煮食。

产后遗溺不禁。鸡屎。烧灰。酒服一匙。

产后小便不禁。雄鸡脿胫一具。并肠洗净，烧灰。温酒调服二钱。

又方：白薇、白芍等分。为末。温酒调下二钱。

又方：鸡尾毛。烧灰。酒下一钱匕，日三服。

又方：真桑螵蛸（蒸，焙）四钱，龙骨（煅）、牡蛎（煅）各六钱。为末。水调三钱服。

产后胞破，不能小便，常常渗漏。生丝绢一片（剪碎），白牡丹根皮、白及末各一钱。水一碗，煎至绢烂如饧，空心顿服，不可声言，即效。

产后小便不通。陈皮一两。为末。温酒下二钱。

产后空腹痛。莲蓬壳三个。煎汤服，立止。

盘肠生，肠干不上。磨刀水润肠，煎好磁石汤一杯，温服。

产后鼻衄。荆芥穗。焙，研。热童便调下二钱。

产后虚羸。羊脂二斤，生地汁一斗，姜汁五升，白蜜三升。煎如饴，温酒服。

产后虚弱。豆腐浆一碗冲生鸡子一枚，再加豆腐皮一张，龙眼肉十四枚，白砂糖一两，同滚透，五更空心服。盖产后失调，往往延成劳损，而贫户医药无资，富家每为药误。特采此方，甘平和缓，补血滋阴，贫富皆宜，允为妙剂。

堕胎下血。小蓟根叶、益母草五两。水三大碗，煮一碗，再煎至一盏，分二服。

堕胎腹痛，血出不止。羚羊角（烧灰）三钱。豆淋酒下。

初生小儿门

小儿初生。淡豆豉。浓汁饮三五口，胎毒自下。

小儿初生。生地黄汁。点在儿口中，即下黑屎，至壮年不害疮疹。

又方：好甘草中指一节。拍碎，以水二匙，煎半，绵缠蘸令儿咂之，能吐出恶物，即不吐。亦无须再服。

初生儿，恶汁下留，胸膈壅塞，易生蕴热，惊痫疮疖。肥黄连数块。捶碎，棉裹如奶头大，汤内浸，黄汁滴儿口。

小儿初生。韭根汁灌之，即吐出恶水、恶血。

小儿初生，欲解下胎毒。生嚼芝麻，绵包与儿咂之，其毒自下。

胎热。黑豆二钱，甘草一钱，灯心七寸，鲜竹叶一片。水煎服。

胎寒。白矾。煅半日，研末，枣肉丸，黍米大。每乳下一丸，愈乃止。

胎寒，昼夜啼哭不止成痫。当归末一小豆大。乳汁灌，日夜三四次。

小儿生十余月后，母又有娠，令前儿精神不爽，身体瘦瘁，名为魃病。用蝙蝠烧灰，研细。粥饮调下五分，日四五次。

此门专载初生小儿预治胎毒等法，若不食乳，载饮食门。

惊啼。载情志门。

撮口，口噤。载口门。

脐风。载脐门。

以此类推可于各门查看。

四肢门

手足麻木。楝树子。烧灰。黄酒送下。

手足拘挛。用草本水杨柳。酒煎服。

风寒湿痹，四肢挛急，脚肿不可践地。紫苏子二两。杵碎，水三升，研，取汁，煮粳米二合，作粥，和葱、椒、姜、豉食之。

手足紫黑，阴证。用黑料豆三合炒热，好酒烹滚，热服，加葱须同煎。

四肢节脱，但有皮连，不能举动，名曰筋解。酒浸黄芦三两。过宿，焙干，为末。每服二钱，酒调下，服尽安。

寒热不止，四肢坚若石，击之似钟磬声，日渐瘦恶。茱萸、木香等分。煎汤饮。

臂门

臂痛。当归。浸醇酒，频饮。

又方：桑枝。熬膏服。

臂疼胫痛，历节风。虎胫骨一具。炙黄，捶碎，同曲末如常酿酒饮。

指爪门

十指麻木，胃中有湿痰，死血也。陈皮、半夏、茯苓、甘草、苍术、白术、红花、桃仁、附子。煎服。

指节间痛不可忍，渐至断落。蓖麻子（去壳）二两（碎者不用），黄连四两，贮瓶内，水二升浸之，春夏三日，秋冬五日，每早向东吞一粒，渐加至三四粒，微泄无害。忌食动风物。此方峻厉，本未选，以屡验收之，勿轻用。

手足甲忽然长倒生肉刺，如锥痛不可忍。吃葵菜，自愈。

指断筋连肉坏，虫出如灯心长数尺，遍身绿毛，名曰血余。茯苓、胡黄连。煎汤饮。

天蛇头。用蒲公英捣细。水和，去渣服之，效。

腿膝门

青腿牙疳。饮白马乳。

胫骨有碎孔，髓流出。煎韭子汤服。外治，载外治方选足门两足心凸肿条。

膝痛。大豆黄卷服。

足门

风湿脚。苏子、高良姜、橘皮。共研末，丸服。

寒湿脚。葫芦巴、故纸、木瓜等分。为末，同蒸蜜丸服。

脚转筋，并一切筋病。松节二两，乳香三钱。研末。每服二钱，木瓜汤下。

脚气冲心，昏闷垂绝。杉木节四两，橘叶三两，大腹皮三个。水煎，加童便一杯合服。

腰脚疼痛。新芝麻。炒香，杵末。日服合许，温酒蜜汤任下。

脚气肿痛拘挛。川牛膝、威灵仙等分。为末，蜜丸。每五十丸，空心服。

风寒湿痹，搏于筋骨，足筋挛痛，行步艰难。木茯神一两，乳香一钱。每末二钱，木瓜酒下。

脚气。甘遂末。水调敷。内服甘草汤，常以杉木或萝卜煎汤洗，可除根。

脚气入腹。威灵仙。为末。酒服二钱，痛渐减，药渐轻。

脚气冲心。白槟榔十二个为末，分二，热童便下；外用附子末，盐卤调涂涌泉穴。

脚气上冲。取田螺煮食之。蚬肉亦佳。

水气，脚气。桑条二两。炒香，以水一升，煎二合。每日空心服。

转筋入腹。炒茱萸二两。酒二盏，煎一盏。分二服，得下即安。

脚气胀满，非冷非热，或老人弱人病此。槟榔仁末。以槟榔壳煎汁调服二钱，紫苏汤调亦可，效。

脚肚转筋。冷水吞大蒜一瓣，再以蒜擦足心令热。

肿从脚起。豉汁饮，仍以渣敷。

两足心凸肿，上面生黑色豆疮。韭子。煎服。并有外治法，载足门。

两足风软。用丹参浸酒饮之。

小儿足软行迟。五茄皮五钱，牛膝、木瓜各二钱。生研，为末。每五分，米饮入酒二三滴调服。

脚趾门

趾缝出水，因病中过饮凉水，即俗谓脱脚伤寒也。急用薏苡仁三两，茯苓二两，白术一两，车前子五钱，桂心一钱。水煎服十剂。外以土蜂房，煅，研末，醋调涂。

中风门

中风口噤。皂角。去皮，猪脂涂。炙黄，为末。酒服。

中风昏迷，形体不收，此风涎上潮。皂角二钱（去皮），明矾五钱。为末。每用五分，水调灌，吐痰即效。

中风不醒。麝香。清油灌之，先通其关。

中风，牙关不开。先以乌梅擦齿令开，有痰声者，研白矾末一钱，生姜汁调灌；无痰声者，黑大豆三升炒焦，清酒三升淋取汁灌。

风入。久食炒胡麻则步履端正，言语不蹇。常人常食，不生风病。

中风口噤。萝卜子、牙皂荚各二钱。水煎服，取吐。

肥白入中风失音。韭。捣汁服。

风缓顽痹，诸节不随，腹内宿痛。原蚕沙。炒，黄袋盛，浸酒饮。

三年中风。松叶一斤。细切，酒一斗，煮取三升，频服，汗出瘥。

风痹瘫痪，口噤。大豆。炒黑，投酒中饮之。

暴风口噤。砖墙域垣上苔衣。渍酒服。

中风，口噤不语，心烦恍惚，手足不随，或腹中痛满，或时绝复醒。伏龙肝末五升。水八升，搅，澄清灌之。

中风㖞斜，瘫痪，一切风。荆芥。煮汁饮。

中风口噤，不知人事。白术四两。酒三升，煮取一升，顿服。

中风口噤，通身冷，不知人事。独活四两。好酒一升，煎半服。

又方：用荆芥穗为末。酒服一钱。立愈。

又方：用荆沥。每服一升。

产后中风急危。黑豆一茶钟。炒至烟起，再入连根葱头五个，同炒，随入好酒一钟，水钟半，煎至一钟，温服，出汗，验。

一切风痰。直白僵蚕七个。细研。姜汁调服。

一切风。桑枝（未生叶者）。锉，炒，水煎代茗。

诸风眩晕。干菊花。煮汤饮，或浸酒。

诸风毒。牛蒡根。切片，浸酒饮。

寒门

四时感冒，风寒初起。用葱白连须五根。生捣，冲热酒服。

中寒腹痛。桑葚。绢包风干，过伏天，为末。每服三钱，热酒下，取汗。

心腹冷痛，冷热气不和。山栀子、川乌头等分。生研为末，酒糊丸，梧子大。每服十五丸，生姜汤下。

脾胃虚冷，腹满刺痛。肥狗肉半斤。以水同盐、豉煮粥，频服。

伤寒门

伤寒谵渴，无汗。大梨一枚，生姜一小块。同捣取汁，入童便一碗，重汤煮熟服。

伤寒汗后，余热不退，烦躁发渴，四肢无力，不能食。以牛蒡根杵烂绞汁服。

伤寒热毒乘心，神志冒闷，烦躁昏乱。蓝靛一匙。新汲水调下。

伤寒谵语。蚯蚓屎。凉水调服。

伤寒发狂。玄明粉二钱，朱砂一钱。末之。冷水服。

伤寒心悸，脉结代者。甘草二两。水三升，煮半，服。

伤寒天行病四五日，结胸满痛，壮热。苦参一两。以醋三升，煮一升，饮，取吐。

伤寒赤斑。青黛二钱。水研服。

伤寒昏迷，不省人事。皂荚末。以纸捻烧烟熏鼻，有嚏可治。用皂荚、半夏、生白矾共一钱。为末。姜汁调服，探吐，痰去即苏，无嚏则肺气上绝矣。

伤寒热甚。食生梨。

伤寒热病，烦渴。绿豆。煮作粥常服。

百合病，腹满作痛。百合。炒，末。每饮服一匙，日三。

夹阴伤寒，先因欲事后感寒邪，阳衰阴盛，六脉沉伏，小腹绞痛，四肢逆冷，呕吐清水。人参、炮姜各一两，生附子一枚（破作八片）。水四升半，煎一升，顿服，汗出愈。

阴毒。鸡血。冲热酒服。

阴毒腹痛。油松木七块。炒焦，冲酒二钟，热服。

伤寒黄病。发鬓。烧，研。水服一匙，日三。

伤寒劳复。鼠屎二十枚，豉五合。水二升，煮半，服。

劳复、食复欲死。并以芦根煮浓汁饮。

病新瘥，美食过多，食复。取所食余。烧末。服二钱，日三服。

欲令病后不复。烧头垢如梧子大。吞服。

阴阳易。人手足指爪甲二十片。烧，研末。米饮调下，效。

又：室女月经布。近阴处烧末。米饮下，极效。

阴阳易病，卵肿，或缩入腹，绞痛欲死。妇人阴毛。烧灰。饮，洗阴水下。

男子阴易。黍米二升。煮薄粥，和酒饮，得汗愈。

妊娠伤寒，壮热赤斑，变为黑斑，溺血。艾叶如鸡子大。酒三升，煮二升半，分为二服。

妊娠伤寒，赤斑变为黑斑，尿血者。葱一把。水煮熟，服汁，食葱尽，覆被取汗。

小儿伤寒，发黄。 捣土瓜根汁三合，服。

暑门

暑热。 绿豆壳。浓煎汁，随量饮。

急救中暑。 童便、姜汁。灌之。

中暑昏眩，烦闷欲绝。 挖泥深三尺，取新汲水倾入坑内，搅浊，饮数瓯即愈。

中暑。 大蒜一握。同新黄土研烂，新汲水和之，滤去渣，灌入即活。凡中暑不可与冷物。

中暑不省。 皂荚一两（烧），甘草一两（微炒）。研末。温水调一钱，灌。

中暑发昏。 新汲水滴入鼻孔，用扇扇之，再灌以地浆。忌服冷水。

冒暑头昏，发热感冒并疼，霍乱。 用青蒿煎汤饮，即愈。

感受暑热，口渴头痛，小便不利等症。 用滑石、甘草为末。冷水调服。

暑风。 取净黄土铺地上，以芭蕉叶为席，人卧于上，饮以益元散，鲜竹叶汤调，立效。小儿体弱，夏月最多此症，切勿误认为惊，妄投峻药。

暑月吐泻。 炒滑石二两，藿香二钱半，丁香五分。为末。每服一二钱，淅米泔调服。

酷暑大渴，饮茶立死，此中暍症也。 急以大蒜汁灌鼻孔，喉响即苏，再以凉水调蒜汁服之，全愈。

暍死。以热汤徐徐灌之，小举其头，令汤入腹即苏。

湿门

湿气初起。嫩松枝、小松秧不拘多少。入石臼内捣烂，倾入陈酒绞取浓汁，炖热，随量饮醉。

湿气。常服桑根茶。

又：赤小豆。同米煮粥常服。

湿气作痛。白术。切片，煎汁熬膏。白汤点服。

湿气身痛。苍术。泔浸，切，水煎浓汁熬膏。白汤点服。

感湿瘴气。薏苡。煮作粥，常服。

中湿骨节痛。白术一两。酒煎服。

下焦湿痛。苍术三钱，黄檗二钱，炒川牛膝二钱。夜服，效。

水湿肿胀。白术、泽泻各一两。为末。每服三钱，茯苓汤下。

燥门

燥病。牛酪。作粥，常服。

肺燥咳嗽。松子仁一两，胡桃仁二两。研膏，和熟蜜半两收之。每服二钱，食后沸汤点服。

燥渴肠秘。九十月熟瓜蒌实。取瓤，拌干葛粉，银石器中慢火炒熟，为末。食后、临卧各以沸汤点服二钱。

火门

膈上烦热，多渴，宜利九窍。捣滑石一两。水煎，去渣。入粳米煮粥食。

火热心闷。槐子。烧末。酒服一匙。

老人风热，内热，目赤头痛，视不见物。石膏三两，竹叶五十片，粳米三合。水三大盏，煎，去渣，取二盏，煮粥，入砂糖食。

温热门

预治温病不相染。松叶末。酒服一匙，日三服。

又：新布袋盛大豆一升，纳井中一宿出。服七枚。

温病发哕，因饮水多者。枇杷叶（炙）、香茅根。煎，慢慢饮之。

温毒发斑，呕逆。生地黄、好豆豉。煎服，名黑膏。

热病下痢欲死。龙骨半斤。研末。水一斗，煮半，候冷稍饮，效。

热病瘥后目暗，因食五辛所致。鲫鱼。作臛食。

盛暑时有大热症，头大如斗，身热如火者。用黄芩一两。煎汁一茶钟，微温，一气吃下，立愈。

小儿热病，壮热头痛。瓜蒌根末。乳汁调服半钱。

瘟疫门

人入疫家。以雄黄末调烧酒饮一二盏，既出，以纸捻探鼻令喷嚏，不染。

不染疫病。用黑豆一杯。天将亮时勿令人见，置于井中，虽共井用水不染，或入水缸内，共屋住不染。

避疫。赤豆。新布囊盛，置井中三日，举家男服十粒，女服二十粒。

天行热病，结胸胀痛。用苦参一两。煎服，醋引。

天行热狂。芭蕉根。捣汁饮。

天气不和，疫病流行。预取南向社中柏东南枝。晒干，捣末。酒服一匙，良。

虾蟆瘟。以金丝田鸡捣汁，水调，空心炖服。

瘟疫热病，上焦邪实，或痰食，气逆不通。萝卜子。捣碎，温汤和搅，取淡汤，徐徐饮之，少顷当吐。或为末，温水调服一匙。

时气烦渴。生藕汁一盏，生蜜一合。和匀细服。

时行发黄。竹叶五升，小麦七升，石膏三两。水一斗半，煮取七升，细服尽剂。

时疾发黄，狂闷烦热，不识人。大瓜蒌实（黄者）一枚。水浸取汁，入蜜半合，朴硝八分，服。

急救瘟疫。松毛。捣融，滚酒冲服。

疫病狂躁。用苦参研末。薄荷汤下二钱半，日宜三服。

疫病垂死者。用竹去皮，浸于大粪缸中，以内水服之，可救。

虚劳门

劳损。常服羊汁粥、鸡汁粥。

虚羸。食牛乳粥。

怯症。男用童女便，女用童男便，去头尾，日进二次，干烧饼压之。

元阳虚。鹿角胶。入粥服。

虚劳困乏。地黄汁。和酒，煎膏服。

脾胃虚损。白术一斤，人参四两。切片，以流水十五碗浸一夜，桑柴文武火煎取浓汁，熬膏，入炼蜜收之。每晨以白汤点服。

脾胃虚弱，不思饮食。生姜汁半斤，蜜十两，人参末四两。煎膏。米饮调服。

劳伤精败，面黑。苁蓉四两。煮烂，研，同精羊肉分四度下五味煮粥，空心食。

劳气欲绝。麦冬一两，炙甘草二两，粳米半合，枣二枚，竹叶十五片。水煎服。

虚劳骨蒸，热病。芒硝末。水服一匙，日一服。

又方：生地。绞汁服。

虚劳寒热，肢体倦疼，不拘男妇。八九月青蒿成实时采之，去枝梗，以童便浸三日，晒干，为末。每服二钱，乌梅一个煎汤服。

劳病，外寒内热，附骨而蒸，骨肉日消，饮食无味，皮燥无光，四肢渐细，足肿。石膏十两。研，加乳粉，水和。服一匙，日再。

虚劳内热。秋后将南瓜藤齐根剪断，插瓶内，取汁服。

虚劳咳嗽。用大藕一段。去一头节子，灌蜜令满，仍合好，纸封，煮极熟食之。

劳嗽吐血。款冬花、百合各三两。焙末，蜜丸龙眼大。临卧淡姜汤化服一丸。

虚劳咳嗽，吐血，肺痿，肺痈吐脓血，重危者。茭白细根约三四两。捣碎，陈酒煮绞汁。每日服一二次。

虚劳欲火升。梨汁、胡桃肉（研）各一斤，芽茶五两，怀山药、当归末各六钱。熬至滴成珠，入鸡白一枚，瓷器内封口，勿出气，冷水浸，去火毒，每晨服一匙。

肝劳生虫，眼中赤脉。吴茱萸根末一两半，粳米半合，鸡子白三个。化蜡一两半，和丸小豆大。每米汤下三十丸。

劳疰，俗名传尸劳。獭肝一具。阴干，捣末。水服一匙。甚者两具。

又方：大蒜、杏仁各一两。杵如泥，加雄黄一两，同研匀，晒至可丸，梧子大。每服二十一丸，空心清米饮下。服后勿洗手，频看十指甲，中有毛出，拭去。

又方。鳗鲡。充馔久啖自瘥。

又方：王瓜。焙末。每酒服一钱。

饱食便卧，得谷劳病，四肢繁重，默默欲卧，食毕辄甚。大麦蘖一升，椒一两（并炒干），姜三两。捣末。每服一匙，白汤下，日三次。

疳门

小儿忌食干硬、香燥、甘酸诸物，初生进谷食，喂以蒸柿之饭，则可免疳。

小儿患疳。 绿矾。煅赤，醋淬三次，研末，枣肉丸，绿豆大。每十丸，白汤下，日三。

又方： 蟑螂，即灶鸡。去头翅足，焙干。与食，效。

又方： 鸡内金。焙，末。每食皆加之。

又方： 大枣百枚。去核实，以生军面裹，煨熟，捣丸，如枣核大。每服七丸。

小儿疳积。 鸡内金、陈仓米。研末。和砂糖食。

小儿疳积，腹大，黄瘦，骨立，头生疮，结如麦穗。 立秋后大虾蟆。去首足肠，以清油涂之，阴阳瓦炙熟食，积秽自下，连服五六只，效。

小儿热疳，尿如泔，大便不调。 粪蛆。烧灰。杂食物中食。

小儿冷疳，面黄腹大，食即吐。 母丁香七枚。为末。乳汁和，蒸三次，姜汤服。

疳眼。 海螺蛸、牡蛎等分。为末。每三钱，同猪肝一两，泔水煮食。

小儿疳热，疳痢，杀虫。青黛不拘多少。水研服。

小儿疳痢频数。生蔷薇根。洗，切，煎浓汁细饮。

小儿好食土。取好黄土，煎黄连汁和之，晒干，与食。

又方：腻粉。砂糖丸。空心米饮下。

胃气热，吃泥者。石膏、生地黄、白术、茯苓。煎服。

小儿吃枯炭、瓦片、泥土等积。诃子、白术各一两，使君子肉（炒）、甘草各二钱，麦芽（炒）半斤，随其素所好食之物半斤。共为细末。入白糖调食。

哺露。捣生韭根，以猪脂煎服。

又：炙鼠肉。哺之。

一二岁无辜病。夜明砂。熬，捣为散。任意拌饭吃。

小儿瘦头干无辜，兼痢。马齿苋。捣，绞汁服。

小儿腹大项小，四肢瘦。黑骨鸡子一个。破顶，入蜘蛛一枚，于内外以湿纸糊窍，仍裹数层，用文武火将鸡子煨熟，去蜘蛛，食鸡子，连日食数枚，效。

邪崇门

邪崇。雄黄、杏仁。研末服。

中五尸鬼邪。忍冬藤。煮汁，或煎膏。酒化服。

飞尸鬼击，名曰客忤，谓鬼魅恶厉之气乘人衰败而犯之也。不即治，则邪气由经府侵脏而死。苏合香丸调服，玉枢丹亦妙。

又方：生菖蒲根。捣汁，灌。

卒忤，小便不通。笔头七枚。烧灰。水和服，即通。

小儿中客忤，强项欲死。载暴死门。

哭痉。梳齿间刮取垢。水服之。

邪气蛊惑。以鳖甲、苍术烧之，即安。

又：麝香一二两，佩之，良。

妇人梦与鬼交。鹿角末。和清酒服，即出鬼精。兼治漏下。

妇人昏迷，为妖所魅。水服鹿角屑一匙，即自言状。

痈疽门

痈。用老马兰头饱食，消痈肿，煎橘叶服。

阳证疮毒初起，焮赤肿硬，可一击去之。用金银花六两，生甘草一两，皂角刺五钱。水煎，和酒服。

无名肿毒。陈年老南瓜蒂。烧炭。无灰酒冲服。外再用麻油调涂。

痈疽，及无名肿毒。野菊花连茎。捣烂，酒煎热服，取汗，以渣敷之，即效。

痈疽恶疮。紫花地丁连根，同苍耳叶等分。捣烂，酒一钟，搅汁服。

痈疽恶疮大毒十日内，宜服护心散，使毒气出外。

绿豆粉二两，乳香一两，灯心末三钱先浆焙，研末，再洗去浆，生甘草一钱，浓汁调服。

痈毒在紧要处，移在闲处，庶不伤命。地龙入经霜丝瓜内，煅枯焦，连瓜为末。每瓜末三钱，入麝香二分，乳香、没药各五分，雄黄一钱，蟾酥一分，黄蜡一两。共为末，蜡丸。每服三分，上部要处，甘草、桂枝煎酒下；如在肩上，羌活、防风，姜煎汤下；如下部，木瓜、牛膝、陈皮，姜煎汤下，神效。

痈已成不溃。蚕茧（已出蛾者）。烧灰。酒服，一枚出一头，二枚出二头。

疮肿无头。皂角刺。烧灰。酒服三钱，嚼葵子三五粒，其处如针刺为效。

决痈代针。白鸡翅下两边第一毛。烧灰。水服，即破。

一切远年疮毒，起管成漏，脓水时流，久不收口。韭菜地上曲蟮一斤（酒洗，炙，研末），蜣螂八个（炙，研末），刺猬皮（连刺）五钱（炙）。炼蜜为丸，桐子大。每服八分，开水下，管自逐节推出，以剪子剪去败管，效。

又方：金银花。浸酒常饮。

痈疽生管，及多骨。蜣螂。煎服。

退管法。人手指甲（炙黄）、象牙屑、穿山甲（炙黄，各研细）、乳香、没药（俱炙）、朱砂（水飞）、旧羊角灯底（打碎，麸炒，为极细末）各三钱。合匀，再研，以黄蜡化和丸，如椒大。初服五丸，次服六丸，逐日加一丸，服至十日到十一日，每日减一丸，退至五丸，再逐日加一丸，加至十四丸，仍从五丸服起，周而复始。每日空心陈酒下，管渐退出，退尽为度。

瘭疽恶毒，肉中生屬，大如豆粟，或如梅李，或赤，或黑，或白，或青，其屬有核，核有深根应心，能烂筋骨，毒入脏腑即杀人。但饮葵根汁，可解其热毒。

疮头黑凹。荞麦面煮食，即发起。

疮如猫眼有光，无脓血，痛痒不常，饮食减少，久则透骨，名曰寒疮。多吃鱼、鸡、葱、韭，自愈。

痈疽肿毒，肚痈发背，跨马鱼口等症，初起三天内。鸡子一枚。倾入碗内，搅匀，入芒硝二钱，打和，隔汤顿热，好酒送。

些小痈疖。发热时即用粉草节晒干，为末。热酒服一二钱，连数服。

肺痈，下咽臭痰。薏仁根。捣汁，顿热服。

又方：陈芥菜卤，温服，灌吐最妙。或和淡豆腐浆服。

又方：薄荷。浓煎，稍入白蜜。

以上三方皆已溃未溃均可用者。

肠痈。大枣（连核，煅）、百药煎等分。为末。每一钱，温酒下。

又方：雄鸡顶上毛并屎。烧末。空心酒服。

肠痈内痛。鳖甲。烧存性，研。水服一钱，日三服。

又方：瓜子仁。捣末。水煮服。

肠痈已成，小腹肿痛，小便如淋，或大便难涩下脓。甜瓜子一合（炒），当归一两，蛇蜕皮一条。每服四钱，水一盏半，煎一盏，食前服，利下恶物。

肺痈、肠痈并治。经霜黄菊叶。绞汁，冷服。

腹内生疮，生肠脏不可药治者。取皂角刺不拘多少。好酒一碗，煎至七分，温服，其脓血悉从小便中出，效。

灸后痂落，疮内肉片飞如蝶形，痛不可忍，是血肉俱热。大黄、朴硝各半两。为末。水调下，微利愈。

附骨痈疽，根在脏腑，治不得法，经年不得愈，日久则生管及多骨。蛇蜕、蜂房、乱发。烧灰。酒冲服，其管、骨髓捻而出，毫无痛楚。

附骨疽。榭树皮。烧，研末。米饮下三钱。

疔门

疔肿。菊花。连茎捣汁，和酒热服，取汗；以渣敷，即效。冬日采根，垂死可救。

疔疮误食猪肉走黄，法在不治。急捣芭蕉根汁服之，验。

赤游门

小儿丹初发两胁及腋下、腿上，谓之火丹。朴硝。为末。每服半钱，竹沥调下。

诸丹热毒。土朱、青黛各二钱，滑石、荆芥各一钱。为末。每服钱半，蜜水调下。

癜癫门

赤白癜。猪胰。酒浸，饭上蒸熟食。

又方：桑枝十斤，益母草三斤。熬膏，酒冲服。

白癜风。白蒺藜六两。生，研末。每服二钱，日二，一月效。

又方：生胡麻。研末。每酒服一两，日三至五斗。忌生冷、鸡、猪、鱼、蒜等百日。

大风癞疮，乃营气不清，久风入脉，因而成癞，鼻坏色败。用黄精根（去皮，净水洗）二斤，暴纳粟米饭中蒸，至饭熟时食之。

大风疬疾。用嫩苍耳、荷叶等分。为末。每服二钱，温酒下，日二服。

又：眉发不生。侧柏叶。九蒸九晒，为末，炼蜜丸，梧子大。每服五丸至十丸。

疥癣门

血热生癣。地黄汁。顿服。

杨梅疮门

杨梅疮。土茯苓一两，生苡仁、银花、防风、木瓜、木通、白皮各五分，皂角子四分。煎饮，日三。忌饮茶及牛、羊、鸡、鹅、鱼、肉、烧酒、法面、房事。

杨梅毒疮，乃阳明积热所生。槐花四两。略炒，入酒二盏，煎十余沸，热服。

霉疮杨梅结毒。木瓜一味。研末，水丸。每日土茯苓汤下三钱。

又方：穿鼻者。龟板（酒炙三次，取末）二两，石决明（童便淬，煅，末）二钱，朱砂（水飞，研）二钱。黄米饭捣丸，桐子大。每服一钱，土茯苓汤、好酒下，服过硫黄者，水芹菜煎服。

服房术丹石药，变生淫湿广疮，致成结毒。红枣三斤。杉木作薪炊枣，逐次钳出闷炭，枣烂为度，剥去皮核，将闷炭磨末，和枣肉捣匀，丸如弹子大。每日任意土茯苓汤下。

小儿杨梅疮起于口内，延及遍身。土萆薢末。乳汁调服，月余愈。

便毒。地榆四两，土炒穿山甲二片。白酒三碗，煎一碗，空心服，虽有脓者亦愈。

又方：地榆四两，生甘草、银花各一两，白芷三钱，皂角刺二钱五分。水二碗，煎减半，空心服。

又方：胡桃二个（连壳杵碎）、泽兰、白及、松萝茶各三钱。井水、河水各一碗，煎取四分，和酒服，一剂知，二三剂愈。

瘿瘤门

瘿气。 昆布、海藻等分。研，蜜丸龙眼大。时时含之，咽汁。

又方： 针砂。入水缸浸之，饮食皆用此水，十日一换砂，半年自愈。

瘿气颈肿，久不消。 海带、海藻、贝母、青皮、陈皮各等分。为末，蜜丸。食后含化。

金刃伤门

金刃伤，血出不止。 白芍。炒，研。米饮或酒服二钱。外仍以末敷。

金疮出血，闷绝。 用蒲黄半两。热酒服之。

金疮困顿。 蚯蚓屎末。水服一匙，日三服。

金疮内漏。 牡丹皮。为末。水服一匙，立尿出血。

瘀血内漏。 好雄黄半豆大。纳之，再以童便调服五钱。

瘀血在腹。 葱白二十茎，麻子三升。杵破，水煎服。

发肿疼痛。 蔷薇根。煅，研。白汤下一钱，日三。

金疮，胁破肠出。 将肠纳入，磁石、滑石各三两。为末。米饮服一匙，日再服。

胁破肠出臭秽。 急以香油抹肠，用手送入，煎人参、枸杞汤服。

又： 淋破处，再吃羊肾粥赤石脂十日。

茎断，疮口流血不合。即以断茎煅，研。酒调服。

刀箭马踢，跌打压轧等，止痛止血。生白附子十二两、白芷、天麻、生南星、防风、羌活各一两。研细末。干敷之。又：用黄酒服数钱。青肿者，水调敷，效。

破伤风。蝉蜕五钱。去头足，为末。好酒煎服。

又方：荆芥五钱，炒黄鱼鳔五钱，黄蜡五钱，艾叶三斤。入无灰酒一碗，重汤煮熟饮之，汗出愈。百日内忌鸡。

破伤风，咬齿缩舌，腰背反张，势在垂危。天南星（姜汁炒）、防风、白芷、天虫（炒断丝）。研细末。每服三钱，童便和好酒调，效。

破伤风，手足颤掉，搐搦不已。用人手足指甲（烧存性）六钱，姜制南星、独活、丹砂各二钱。为末。分作二服，酒下，效。

破伤风，作白痂无血者，杀人最急。以黄雀屎（直者）研末。热酒服半钱。

打扑伤门

跌打损伤。冬瓜子。炒，研细末。温酒冲服三钱，日二次。垂危者，蚯蚓煎酒服。

跌打损伤，遍身青肿，瘀停作痛，及坠仆内伤。木耳四两。焙，细末。每服一两，麻油三匙，好酒调送，日服二次。

周身打伤。大生蟹。捣极烂。大热酒冲服，极醉。

又方：黄葵子二钱。研。酒服。

跌扑伤损。热童便灌，后用麻油、好酒各一碗煎服，暖卧一夜即愈。

又方：干冬瓜皮、牛皮胶各一两。锉，炒，研末。每五钱，热酒下，能饮者，酒宜多，饮后盖取微汗，痛即止。

又方：松节。煎酒服。

从高坠下，瘀血抢心，面青气短。取乌鸦右翅七枚。烧，研。酒服，当吐血便愈。

坠损呕血，坠跌积血心胃，呕血不止。干荷花。为末。每酒服一匙，效。

跌打伤骨。人中白。醋淬，为末。每五分，酒下。

又方：古铜钱。醋淬，研末。酒服，效。

伤损接骨。鹰骨。烧灰。每服二钱，酒服，随病上下分食前、食后。

又方：土鳖，焙，存性，为末。每服二三钱，效。或取生者擂汁，酒服。

汤火伤门

汤泡火烧。切不可轻用冷水浇洗，如一时药不便，先饮童便一碗；或生萝卜汁一碗；再将大黄细末，香油调敷；如烂至肌肉者，用百草霜三钱，轻粉一钱半，研末，调香油敷之。

火烧闷绝，不省人事。新尿。顿服二三升，良。

滚油泼伤。饮童便，并以蟹壳煅灰，麻油调搽。

遇火虽非烧灼，因烟熏将死者。生萝卜汁灌之。

又方：水调生蜜灌之。

中鸟枪。熬蜜八两。入头烧酒一斤，热服取汗。安卧，弹自出。

灸疮，血出不止者。酒炒黄芩二钱。为末。酒调下。

虫兽伤门

虫咬。生榧子。频食。

蜘蛛咬毒。饮白羊乳。遍身发肿者，饮靛青汁。

花蜘蛛毒，咬人与毒蛇无异。苍耳。捣汁一盏，服，仍以渣敷。

蜈蚣入腹。猪血灌之；或饱食少顷，饮桐油，当吐出。

鼠咬。香椿树皮。捣汁一杯，黄酒和服。

蛇蝎螫伤。葵菜。捣汁服。

蜘蛛蛇蝎咬伤。缚定咬处，勿使毒行，以贝母末酒服半两，至醉良久，酒化为水，自疮口出，水尽仍塞疮口，妙。

毒蛇、射工、沙虱等伤人，口噤目黑，手足直，毒气入腹。甘草等分。为末。冷水服二钱。

毒蛇咬。明雄黄五钱，五灵脂一两。研细末。每服二钱，陈酒下；即将此末用麻油调敷患处，隔一时再服。

又方：香白芷。为末。每服三钱，麦冬煎汤调服，其腥气黄水从疮口出。

又方：蜈蚣四十条，蝉蜕四钱，广木香二钱，青木香二钱。为细末。每服五分，水、酒送下，其口流血水，三日愈。

猘犬、毒蛇咬。宜先饮生麻油一二盏，良。

疯狗咬伤，九死一生。用斑蝥七个，糯米炒黄，去蝥，为末。酒一盏，煎半杯，空心温服，取下小肉狗，服七次不再发，效。

又方：猬皮、头发等分。烧灰。水服。

又方：木鳖子二个。研末。白矾水调服。

猘犬咬伤，七日一发，三七日不发，乃脱也。急于无风处冷水洗净，服韭汁一碗，七日又一碗，共服七七日。忌食酸咸百日，忌食鱼腥一年，忌食狗肉、蚕蛹终身。

又方：伤处人尿淋洗净，嚼生姜擦之。

又：用葱白嚼涂之，杏仁敷之，以帛系定，再以乌梅末酒服二钱。

马咬成疮肿痛。马齿苋。煮食之。

虎咬。酒恣饮，嚼栗涂。

又方：真麻油灌，并洗患处。

虎狼伤疮。月经衣。烧灰。酒服一匙，日三。

又方：水化砂糖一碗，服，并涂。

鲟溪外治方选

卷　上

古吴陆晋笙锦燧　　辑
姪陆心竹培勋
男陆平一培治
男陆循一培良　同参校
女陆咏媞佩玢
女陆咏娿佩珣

关窍门

九窍出血。墙头苔藓。杵烂。塞之。

又方：车前草汁。滴入。

又方：龙骨末。吹之。

九窍及发根出血，不因中毒者，乃极虚欲脱之证。急取泉水一桶、烧酒一斤。扶病人坐定，裸其腿，以烧酒淋之，俾酒从踝下即滴入水桶内，淋讫，将其腿浸入桶中，其血即止。再令壮年乳妇以乳哺之。再用海参一斤。切片，焙为末。每三钱，调服，日三次。盖海参能补百脉之血，诸补药所不及也。

筋门

转筋。酢煮羊毛。裹足。

转筋遍身，入肚不可忍者。极咸盐汤。于盆中暖浸之。

肝脏气虚，风冷搏于筋，遍体转筋入腹。热汤三斗，入盐半斤。稍热浸之。

风袭经络，筋挛骨痛。炒葱白。布包熨。

挛闪伤筋，结核肿痛。若使成毒，最难治疗。初觉，急用火酒炖温，手蘸，轻拍患处数百下。随以韭菜杵烂，罨一周时，次日再拍再罨，以瘥为度，极效。初拍觉疼，宜忍之，拍久则不疼矣。

骨门

浑身骨痛。破草鞋。烧灰，香油和。贴痛处。

筋骨痛。浮萍、槐子。熬汤，洗。

风袭经络，筋挛骨痛。炒葱白。布包熨。

附骨疽。载痈疽门。

身形门

身体麻木。芥子末。酢调。涂之。

虚怯入肢体生肿块，或痛，或不痛。炒葱白，布包熨。

卒然瞀闷，遍身紫泡。将泡刺破，可收而苏。苏后饮甘草节、绿豆等，以败毒。

皮肤门

皮中如有虫行，风热也。盐一斗。水一石，煎汤。浴之。

小儿初生无皮，色赤，但有红筋。掘土坑卧之，即长皮。

又方：白旱米粉。干扑于上，久用。

又方：伏龙肝。鸡子清调涂。

肌肉门

针刺入肉。刮象牙末。水和罨。或热小便渍。

又方：银杏。去衣心，杵烂，菜油浸良久。取油滴疮孔。

竹木刺入肉中。白梅。捣烂。罨。

又方：以头垢罨。

各骨入肉。山楂。研末，茶调。敷。

枪子入肉。南瓜瓤。敷。

汗门

盗汗自汗。五倍子。去蛀，炙干研末。男用女唾，女用男唾，调厚糊，填脐中，贴过宿。勿令泄气。

自汗不止。何首乌末。津调，封脐中。

又方：郁金末。卧时调涂乳上。

又方：粳米粉。绢包，频频扑。

盗汗、阴汗。麻黄根、牡蛎粉。为末。扑。

脚汗。白矾一两。水二升，煎，洗，瘥。

发热门

小儿发热，不拘风寒、饮食、时行、痘疹，并宜用之。以葱涎入麻油内。手指蘸油，摩擦小儿五心、头面、项背诸处。

疟门

祛疟。蛇蜕。研末，塞两耳内，效。

截疟。常山、草果、川乌、陈皮、甘草各一钱。绢袋盛贮，煎，于鼻间只闻香气。

又方：胡椒、雄黄各五厘。和饭研为丸。放脐内，膏药盖之。

小儿疟疾，不能服药。以黄丹五钱、生矾三钱、胡椒二钱半、麝香五厘。共末。好醋调敷，男左女右手心，绢包手掌。药热汗出而愈，一方可效三人。

鬼疟日发。鬼箭羽、鲮鲤甲。烧灰，二钱半，为末。每以一字，发时搐鼻。

三阴疟，久不愈。用麝香一分、冰片一分、朱砂一钱二分五厘、花椒二钱五分。共研细末，分掺两膏药。一贴背脊第三椎肺俞穴，一贴当脐，效。

痛痹门

痹证。川芎一两、生姜三两、葱一把。水煎，熏洗。

又方：烧酒糟出甑时，乘热将骸足插入，熏洗数次，效。

风湿痛。生姜。捣汁，和黄明胶熬。贴，妙。

风湿身痛。生葱。擂烂，入香油数点。水煎，调芎劳、郁金末一钱服，取吐。

痛风历节，四肢疼痛。葱白。杵烂。炒热熨之。

风痹走注疼痛，及四肢顽痹强硬，屈伸不得。皂荚一斤，不蛀者，食盐五升。细锉皂荚，和盐炒热。以青布裹，熨痛处，瘥。

手足麻木，不知痛痒。霜降后桑叶。煎汤，频洗。

瘫痪门

瘫痪。酒炒蚕沙。铺床上。卧，间日一作。

又方：醋蒸黑大豆。铺床上。卧。

厥门

寒证厥逆。硫黄、白芥子末。填脐。

暴死门

卒中暴死。两人以竹管吹其耳。

又方：薤。捣汁。灌鼻中。

又方：生半夏末，或皂角、细辛末。吹鼻，并吹耳。

卒死，目闭。骑牛临面捣薤汁。灌耳中。研皂荚末。吹鼻中。效。

卒死，无脉，无他形候。盐汁。涂面上。牵取牛临鼻上，使牛舐之。瘥。

中恶，卒死。葱心黄。刺鼻中，男左女右，入七寸，血出，效。并刺入耳中五寸。

小儿无故卒死。葱白。纳入下部及两鼻孔内。气通或嚏，即生。

小儿卒死，或病痛，或常居寝卧，奄忽而卒，皆是中恶。以葱叶刺耳，男刺左，女刺右，令入七八寸，出血言痛为度。

又方：视其上唇里弦，有丸如黍米大，以针决去之。

卒魇死。捣韭汁。灌鼻孔中。剧者，兼灌两耳。

鬼魇不寤。伏龙肝末。吹鼻中。

小儿客忤。菖蒲汁。纳口中。

中暍，不可使得冷，得冷便死。用热泥绕病人脐，令人溺其中，令温，缺一角，使能流。轮使多人溺。

热暍。取道上热土。壅心上，少冷即易，气通，止。

斑疹门

风疹。芭蕉根。捣烂。涂之。

风瘙瘾疹。赤小豆、荆芥穗等分。为末。鸡子清调涂。

麻疹不起，气闷。芝麻五合。杵碎，沸水泡。乘热熏头面。

疹发不出，面目肿胀，气喘，垂危者。用大葱头杵烂，放在大铜盆内，上用木架架之，再以大被单罩盖停当，大人抱定小儿睡在上面，然后将沸汤冲入葱盆内，热气熏蒸，俟稍温，即抱出。切不可露一丝之风，直待汗干即瘥。

疹发热，时腹痛。商陆根。和葱白捣。敷脐上。

疹后喉病。苦参三钱，僵蚕二钱。为末。吹。

身面赤斑，痒痛，或瘰子肿起，不治杀人。羚羊角。烧灰，鸡子清和。涂，妙。

伤寒发斑。用铜钱于胸背四肢刮透，再用煮鸡蛋去壳，乘热滚擦。

斑毒。以羚羊角烧灰。研细，鸡子清和。涂。

斑如锦纹，紫黑，热极胃烂也，多死。姑以猪胆汁调芒硝、青黛末。鸡毛扫之。或救一二。

痘门

预解痘毒。七八月间或三伏日，或中秋日，剪葫芦须如环子脚者，阴干。于除夜煎汤，浴小儿，则可免出痘。

痘初起发热。用手蘸真麻油摩其背脊，下至尻骨，如此数次，其热自退。

麻痘解秽。茵陈。研末，枣肉捣丸，焙干。常烧烟，熏衣服。

痘毒初起。绿豆、黑豆等分。为末。醋调。频涂。

解痘毒。生螃蟹。和飞罗面捣膏。贴患处。

痘毒。泡过茶叶，晒干为末，五倍子等分。鸡子清调敷。

又方：哺鸡蛋壳。炙。麻油调搽。

又方：生黄豆。口中嚼烂。涂之。不必留头，数次即消。

痘毒已烂。糯米、粽尖。焙灰，冷定，同百草霜研匀。掺。

痘疮作痒。房中烧茶叶。熏。

又方：上好白蜜。汤和。以翎频刷。

痘疮溃烂。枇杷叶。煎汤洗。再用海螵蛸末或绿豆末。敷。

又方：黑大豆。研末。敷。

又方：荞麦粉。敷。

又方：青茶叶。滚水略泡。摊草纸上，覆以绢，卧儿于上，任其辗转。

痘疮生蛆。用嫩柳叶铺席上，卧之。其蛆尽出。

痘疮黑陷。沉香、檀香、乳香等分。爇于盆内。抱儿于上，熏之即起。

痘疮赤瘢。鸡子一个，酒醅，浸七日，白僵蚕二七枚，和匀。揩赤（瘢），涂之效。

防痘入目。胭脂。嚼汁。点之。

天花出在眼中。新象牙。磨水。滴入眼，即退。

出痘，且生翳障。猪蹄爪甲。煅灰。泡汤，滤净，洗。

痘抓破。白螺蛳不拘多少，片脑少许。香油调。搽患处。

小儿暑月出痘，溃烂不能著席。夹褥装麸皮，藉卧。

痘疔。青蔗。晒干，真香油点灯，烧成灰。以津液调匀，银针挑破点之，立效。

又方：雄黄一钱、紫草三钱。为末，胭脂汁调。先以银针挑破，搽。

痘不落痂。鸡子黄。炒油。鸡翎蘸扫。

又方：以蜜频拭。且无瘢痕。

痘后翻疤，脓水溃，蔓延。赤石脂一两，寒水石一两，大贝母七钱。为末，干掺。

痘后翻疤。新象牙三钱，儿茶钱半，僵蚕炒断丝二钱，珍珠三钱。为细末，油胭脂调涂。毒水如注，渐渐收口。

痘后生疮。生黄豆。研末，麻油调搽。

痘后痈毒。赤小豆末。鸡子白调涂。

又方：嚼生黄豆。涂之，即溃。

黄疸门

黄疸。雄鲫去头骨，胡椒十粒，研细，麝香三分。同舂烂，将蛤蜊壳填满。合病人脐上，用绢缚紧。

遍身黄疸。茵陈蒿一把，生姜一块。捣烂。于胸前、四肢，日日擦之。

发黄。甜瓜蒂一两。炙为末。男左女右，每日搐鼻数次。黄水流出，愈。

　　伤寒发黄。捣韭根，澄清。取二三滴滴入鼻中，即出黄水。

　　伤寒发黄，目不识人。生葱。煨熟，取心，批出汁。蘸香油点两目大小眦，立明。

　　伤寒发黄，昏闷不省，死在须臾。乌骨雄鸡一只。去毛及肠、屎，以刀拦切。铺心头上，少顷即苏。

头门

　　卒病头痛。皂角末。吹鼻，取嚏。

　　头痛。蚕沙二两、川芎五钱，僵蚕如患者年岁之数。水煎，另以厚纸糊锅上，中开钱大一孔，药气熏出，以患处就之，每日一次。久痛者，三五次除根。

　　又方：斑蝥。去头、足、翅，装蚬壳内。罨酸痛处，过夜起泡，挑破。

　　头痛不止。杨梅。为末。以少许搐鼻，取嚏，妙。

　　偏正头痛。鳢肠草，即旱莲草。取汁。滴鼻中。

　　又方：生萝卜汁一蚬壳。仰卧，随左右注鼻中，效。

　　又方：谷精草一两。为末，白面糊调，摊纸花中。贴痛处，干换。

　　头痛连眼。谷精草末。调糊，涂脑顶。

　　又方：韭菜子。姜汁调，涂太阳。

　　卒中恶风，头痛。盐一升，为末，麻油二升。煎一宿，令消尽。涂头。石盐尤良。

风寒头痛。麻黄。去节，研，同杏仁捣泥。贴太阳。

又方：醋炒荞面，为两饼。更换覆额上，取汗。

太阳风寒，头痛。生姜三片，桑皮纸水湿。入灰火中煨熟。乘热印堂、两太阳各贴一片，以带缠之。

风热头痛。大黄、朴硝各等分。为末，井底泥和捏作饼。贴两太阳穴。

又方：薄荷、青黛、石膏、芒硝末。塞鼻。

寒湿头痛，逢阴雨则发。紫苏、川芎、花椒。煎。熏。

又方：桂心末。酒调，涂额角及顶上。

湿气头痛。瓜蒂末、松萝茶。搐鼻，取黄水。

受暑头痛。嗅皂角末，取嚏。

大热证，头痛。大黄、芒硝末。井泥调。涂太阳。

又方：朴硝。涂顶。

热痰头痛。牛蒡子。捣汁，加盐酒熬膏。频擦太阳。

宿食不消，饱则浊气熏蒸致头胀痛。苍术、厚朴、陈皮末。搐鼻。

肝风头痛。霜桑叶。煎，熏。

闻病人汗气，入鼻透脑，散布经络而觉头痛。芥菜子末。温水调稠，填脐内，隔衣以壶盛热汤熨之。

时病初愈，余毒攻注，头脑胀痛。葱汁，酒磨紫金锭。涂太阳。

头风。山豆根。为末，油调。搽两太阳。

又方：天南星一个、艾五钱。煎汤。熏之。

头风头痛。绿豆。作枕。

头风掣痛。蜡二斤，盐半斤，香油一两。和镕令相入，捏作兜状，合脑盖至额。

头风热痛。决明子。炒，研，茶调。敷两太阳穴，干则易。

脑风，头痛不可忍。远志末。搐鼻。

寒头风。炮附子末，加盐。摩痛处。

久患头风。甘菊花。去蒂，装枕。

头风畏冷。荍麦粉二升。水调作二饼，更互合头上。微汗即已。

头风白屑。牛蒡叶。捣汁，熬稠。涂。至明日，皂荚水洗去。

又方：桑灰。淋汁。沐，良。

又方：山豆根。浸油。日涂。

偏头风久不愈者。晴明时将发分开，用麝香五分、皂角末一钱。薄纸裹，置患处，以布包炒热盐熨之，冷即易，数次效。

偏正头风，天阴风雨即发。桂心末一两。酒调。涂额上及顶上。

暑天怕风，欲绵裹头，极重之症。鹅不食草。阴干，上好烧酒浸一宿，日间晒干，晚间又浸，如此七次。右边痛塞右鼻，左边痛塞左鼻，鼻流冷水，愈。

头项风强。八月后取荆芥穗作枕，及铺席下，立春日去之。

头项强，不得顾视。蒸好大豆一斗，令变色，作枕。

又方：九月采菊花作枕，良。

头面风肿。杏仁。捣膏，鸡子黄和，杵涂帛上。厚裹之，干则又涂。

头皮虚肿，薄如蒸饼，状如裹水。以口嚼小麦面。敷，良。

鳝攻头。败龟板。酥炙末，飞面少许，和油。涂顶，留孔出毒，不可太稠。

大头瘟。马蓝头一把。捣汁。鹅毛搽上，一日五六次，热气顿出，验。

抱头火丹，即大头瘟。扁柏叶。捣烂，鸡子清调敷。效。

头脑鸣响，状如虫蛀，名天白蚁。以茶子为末。吹入鼻，效。

头面热疖。经霜芙蓉叶为末，或鲜花亦可。捣烂。用蜜涂患处，留头，渐愈。

小儿头上软疖。炒芝麻。就锅中乘热取起，嚼烂。敷。

又方：虾蟆。剥皮。贴。

又方：枳壳。去穰。周围用糊合疖上。去脓生肌，效。

头面诸疮。芝麻。生嚼，敷。

头疮。先用醋少许，和水。净洗去痂，再用温水洗，挹干。百草霜，研，入铅粉少许，生油调搽。

又方：五倍子、白芷等分。研末，青油调敷，湿者干掺。

又方：鸽屎。研末，醋调搽。

又方：生萝卜。杵烂，米醋泡透。敷。

又方：大笋壳。烧灰。量疮大小，生油调敷。

小儿头疮。黑豆。炒存性，研，水调敷。

又方：杏仁。烧，研。敷。

又方：龟甲。烧灰。敷。

又方：烧鸡蛋壳。和猪脂，敷。

又方：石决明、草决明末。涂太阳。

小儿头疮，因伤湿入水，成毒，脓汁不止。红曲。嚼，罨之，效。

小儿头疮，昼开出脓，夜即复合。四寸长鲫鱼一条，去肠，大附子一枚，去皮，研末，填入。炙焦，研，敷，捣蒜封之，效。

小儿头面患疮，脓汁作痒出水，水到即溃。用绿豆、松香。为末，麻油调敷。

又方：益元散，加枯矾少许。麻油调敷。

头疮，皮内时有蛆虫出。以刀刮破，挤丝瓜叶汁搽之。

秃疮。鲜蚕豆。捣如泥。涂，干即易，三五次愈。无鲜豆，以干者水泡，捣，涂。

又方：海螵蛸二两，轻粉一两，松香三两。共研细，油调。搽。

一切秃疮。不落水猪网油。摊开，将松香细研掺上，卷如煤头。灯火上烧着，下用蚌壳，壳内放生矾末少许，受滴下之油乘热搅匀，冷定。敷患处。

头面黄水疮，流到即蔓延而生。蚕豆壳。炒成炭，研细。真菜油调涂，频润之。

小儿白秃。黑葚。入罂中曝三七日，化为水。洗三七日，效。

又方：贯众。烧末，麻油调。涂。

又方：马齿苋。煎膏。涂。或烧灰，猪脂和。涂。

又方：藜芦末。涂。

小儿癞梨头。鲫鱼。去肠，入皂矾烧，研。搽。

又方：黄连末。敷，效。

头上生虱。包银朱纸。以碗覆，烧之，茶清洗下烟子。擦之，包头过夜。

小儿头面磕扑，铜铁戳伤诸患。以龙眼核去黑皮，焙，捣极细。以此敷之，愈后无瘢，仍生毛发。

囟脑门

小儿脑热，太阳痛。川芎、薄荷、朴硝各二钱。为末。以少许吹鼻。

脑痛。硝石。搐鼻。

大寒犯脑作痛。蒸吴茱萸。作枕。

脑痛眉痛。谷精草二钱，地龙三钱，乳香一钱。为末。每用五分，烧烟筒中，随左右熏鼻。

头脑鸣响。茶子。为末。吹鼻。

小儿囟肿。黄檗末。水调。贴两足心。

小儿囟陷，乃冷也。乌头、附子并生用，去皮脐，各二钱，雄黄八分。为末。葱白捣汁，和贴陷处。

又方：水调半夏末。涂足心。

小儿囟软肿。青黛。冷水调。敷。

小儿顶软，乃肝肾虚，风邪袭入。附子（去皮脐）、天南星各二钱。为末，姜汁调摊。贴天柱骨。

脑缝开裂，头大热。用黑虱三五百枚。捣碎。敷。

小儿解颅。生蟹足、白蔹各半两。捣末，乳汁和。敷。

小儿解颅，囟开不合。防风、柏子仁、白及各一两。为末，乳和。敷二十余日。

小儿解颅，鼻塞者。天南星。炮，去皮，为末，淡酢调绯帛上。贴囟门，热物熨之。

枕后生脑痹、痰核。烧浮石。研，入轻粉，油调涂。

玉枕疮。原蚕蛾、炒石韦等分。为末。搽。

脑漏。独蒜。捣烂。左鼻涂左足心，右鼻涂右足心，越日去蒜，三四日而愈。即鼻渊，分载鼻门。

脑漏流脓。破瓢、白鸡冠花、白螺蛳壳各烧存性，等分，血竭、麝香各五分。为末，好酒洒湿，熟艾连药揉成饼。贴顶门，以熨斗熨之。

眩晕门

失血，眩晕。生地。塞耳、鼻。

发门

小儿发生迟。陈香薷。煎浓膏，和猪脂调涂。

秃疮。羊肉。切片，炙香。乘热遍贴，虫出以盐汤洗，用猪胆汁调雄黄末涂。并载头门。

吃发癣。煨石膏。研末，糖调，搽。

发脱。川椒四两。浸酒。密室内日搽，自生。

发秃不生。麻子。炒焦，研末，猪脂和，频涂。或以甜瓜叶。杵汁，涂。

发不长。桑叶、麻叶。煮泔水。频沐。或以桑叶，生麻油煎去滓，润发。

妇人秃发。川椒四两。酒浸，密室内日日涂之。

病后落发。骨碎补、野蔷薇嫩枝。煎汁，刷之。

发臭。薄荷汁，或烧灰淋汁。沐。或以槿树叶，捣汁。沐。

发槁不泽。桑根白皮、柏叶。煎汁。沐之。木瓜浸油润之。

发结而不通。竹沥。少加麻油和匀。润之，梳之即通。

鬓边疟疬，久不愈。猪、猫头上毛各一撮，煅灰，雄鼠粪一粒。研末，清油调搽。

眉发落，不生。先用生姜擦三次，后用生半夏为末，麻油调涂。

面腮门

面赤。杏仁。去皮尖，杵泥，鸡子清调涂。早晨盐汤洗之。

两颊赤痒，其状如痱。杏仁。频揩。

腮肿。丝瓜。研末，水调敷。

伤风面肿。杏仁。捣烂。敷。

时行腮肿。柏叶末。调蚯蚓粪。涂。

腮颊热肿。赤小豆末。和蜜。涂一夜，消。或加芙蓉叶。

风热腮肿。丝瓜。烧存性，研末，水调搽。

搭腮肿。赤小豆。为末，鸡子清调。贴。或酢调。

面肿如蛇状。湿砖上青苔一钱。水调涂。

身面肿满。鸡子黄、白相合。涂肿处，干再上。

被打头面青肿。羊肉、牛肉或猪肉。炙令热。贴肿上，愈。

鸬鹚瘟，两腮肿胀，憎寒恶热。赤豆末。水调敷。

腮内酸痛者，曰痄腮；不酸痛者，曰发颐。煎赤豆、侧柏叶，鸡清捣。涂。

又方：丝瓜。烧灰，鸡子白调敷。

又方：皂角、南星末。生姜汁调敷。

痄腮。陈石灰不拘多少。烧七次，地土窨七次，醋调敷。

又方：靛沫。敷。或青黛亦可效。

又方：浓煎葱汤频洗。

又方：山栀末、飞面各等分。猪胆汁、好酒各半，薄调。敷患处。

病后腮上红肿，名穿腮。与发颐同载耳门。耳后红肿、条肿，在地阁名穿喉。治法亦同。

穿掌腮毒。新桑叶。捣烂。涂。

头面诸风，皶疱。用杏仁末。鸡子白调涂。

面上皯疱。鹿角尖。磨浓汁。厚敷，效。

面上瘢瘢。蒺藜子、山栀子等分。为末，醋和。夜涂旦洗。

年少气盛，面生疱疮。麋鹿。猪涂。

面生瘊子。地肤子、生明矾。煎水洗。再用狗尾草。捣涂。数日效。

面黡痣点。蔓菁子。研末，入面脂中。夜夜涂之。或取油用。

面䵟贈。以豌豆擦之。

预防粉滓。平时敷粉，用中指研调则免。

粉滓，亦名粉刺。滑石、轻粉、杏仁，去皮尖，等分。为末，蒸过，入冰片、麝香少许，以鸡子清调匀。靧面毕，敷。

又方：桃花、冬瓜仁等分。研，蜜调。夜涂旦洗。

雀斑。白芷、甘菊花（去梗）各三钱，白果二十个，红枣十五个，珠儿粉五钱，猪胰一个。将珠儿细研，余俱捣烂，拌匀，外以蜜拌酒酿炖化，入前药蒸过。每晚搽面，清晨洗去。

又方：每夜用浆水温洗，将布揩赤，再用白檀香磨汁，涂。

又方：鹿角。烧灰，猪油调搽。

又方：白附子。生研，卧时豆腐擦后，鸡子清调涂。

雀斑、酒刺、白屑，疯皮作痒。真绿豆粉八两，滑石一两，白芷一两，白附子五钱。为细末。每晚用数钱搽面。

粉刺、面䵟。白僵蚕、黑牵牛（去皮）、杏仁等分。共研细末。洗面时擦之。

面上皱路。大猪蹄四枚。洗净，煮如胶，卧时用涂面上，次早以浆水洗去。半月后面皮细洁如童。

又方：桃花，或荷花，或芙蓉花。并以冬雪水煎汤。久洗。

面上毒疮初起。小蜒蚰一二条，酱少许。共捣，涂纸上。贴，留一小孔出气，效。

面上生疮肿。大活虾蟆一只。划开胸前，取肝下。贴疮上。

面上恶疮不可名识者。柳叶或皮。水煮汁，入少盐。频洗。

面上黄水疮，流到即生，蔓延无休。蚕豆壳。炒成炭，研细，加东丹少许，真菜油调涂，频润之。

小儿甜疮，生于面耳。母嚼白米。卧时涂三五次。

小儿头面患疮，脓汁作痒，出水，水到即溃者。载头门。

小儿面疮，出黄水。鲫鱼头。烧灰，研末，和酱。清汁敷，日一易。

小儿面疮，烂成孔臼。蒸糯米时，甑蓬滴下水，承取扫之，效。

指爪抓破面目。橄榄。磨水。搽。

下颏落。乌梅。含一个即上。

耳门

耳鸣。椒目、巴豆、石菖蒲等分。研末，松脂、黄蜡和为挺。纳耳中，抽之，日易。

耳鸣耳痒，似流水风声。生乌头。乘湿削如枣核。塞耳，早塞夜易。

耳鸣耳痛。盐五升。蒸熟。布裹，枕耳，冷即易。

耳闭。细辛、石菖蒲、木通各一分，麝香二厘。共为细末，绵裹。塞耳中即愈。

耳中气闭。用杏仁，烧灰存性，入麝香少许。吹入即愈。

耳聋。用芥菜子。捣碎，以人乳调和。绵裹塞耳，数易之即闻。

又方：细辛末。镕黄蜡，丸鼠矢大。棉裹塞数次。戒恼怒。

耳卒聋闭。巴豆一粒。蜡裹，针刺孔通气。塞之，效。

又方：蚯蚓。入盐，安葱内，化水。点之，效。

久聋，暴聋亦可。甘遂半寸。绵裹，塞耳中。甘草半寸，嚼口中即通。

肾虚耳聋。真磁石一豆大，穿山甲二片，烧存性。研末，绵包。塞耳。口含生铁一块，觉耳中有风水声即通。亦治暴聋。

又方：以活磁石五分，入聋耳，生铁捣碎，绵包，入不病耳，自然通透。

劳聋已久。童便。乘热少少频滴之。

病后耳聋。生菖蒲汁滴。或童便乘热滴。或龟溺滴。

小儿耳聋。老鼠胆汁灌之。为猫吓破之胆汁更佳。

耳聋耳鸣。生地黄。灰火煨，绵裹。塞耳，频易，以瘥为度。

耳内痛。用钱磨水。滴之。

又方：菖蒲自然汁。灌耳，效。

耳内忽大痛，如有虫在内奔走，或血水流出，痛不可忍。蛇蜕皮。烧存性，为末。吹入耳中，愈。

又方：滴猫尿入。

耳痛不可忍。磨刀铁浆。滴入，愈。

耳内大痛，或至流血。用蛇蜕。焙末，吹入即止。

耳肿痛。经霜青箬。露在外，将朽者烧存性，为末。敷。

病愈，耳后红肿，头重体倦，名发颐，痰热余毒积于经络也。南星。熬膏。敷。

耳腮痄肿。蜗牛。同面研。敷。

耳烂。灯心、陈皮各一钱。烧灰，加冰片一分，研。吹。

大人、小儿耳内脓水。海螵蛸末一钱，枯矾一钱，麝香一分，干胭脂五分，烧灰存性。共为细末。吹入耳内即愈。

耳内流脓。鸡冠血。滴。

耳中脓水不干。石榴花。炙脆，研末，加冰片再研。吹。

耳内出脓。胭脂、枯矾、钉锈粉等分。吹之。

耳中脓水不止。龙骨、枯矾、干胭脂、海螵蛸各等分，麝香少许。为末。先以绵纸捻干，轻吹耳内。

耳出水。橄榄。连核烧灰。青黛末掺。

耳中肿痛，出脓血。黄鱼牙。炙末，退火气，研末，加冰片少许，菜油调。鸡毛蘸入耳中。

又方：橄榄核，烧灰，冰片二厘。研细末。吹入。

耳衄，耳中出血也。龙骨末。吹之即止。

又方：陈皮。烧灰，研末，入麝香少许。吹之，效。

又方：炒黑蒲黄。研末。吹之。

聤耳有脓。先以纸条绞净，用菖蒲汁滴之。或为末吹之。即病后耳聋，亦效。

聤耳。桃仁。熟杵，旧绯绢裹塞，日三易。

又方：血余一钱、冰片五厘。研匀。吹之。

又方：干结不松者。白头蚯蚓。入葱内化水。滴满，数次挑出。

又方：大广陈皮一个，炒黑生龙骨一钱，冰片、麝香、枯矾各二分。共为细末。湿烂者，干吹；干痛燥痒者，麻油调搽。

聤耳出汁。青橘皮。烧，研末，绵包。塞之。

耳疳出汁。鸡子黄。炒油，涂，妙。

又方：青黛、黄檗。研末。吹之。

耳疳出脓。抱出鸡子蛋。炒黄，为末，油调。灌之，止疼。

小儿耳疳，生于耳后，肾疳也。地骨皮一味，煎汤。洗之。仍以香油调末。搽。

底耳。黄箬。烧过，棉裹，塞。或以笔管吹。

又方：桑螵蛸一枚，烧存性，麝香二分半，同研。每用分余掺入，有脓先绞净。

耳中恶疮。鸡矢白。研。敷。

耳中息肉，曰耳菌。藜芦、腰黄、硇砂各少许。为细末。点耳中。

耳内结核，痛不可动。用好火酒滴之。侧卧半时，即润起，可取。

小儿甜疮，生于面耳。令母频嚼白米。卧时涂三五次。

疮生耳边，浸淫流水。鳖甲。烧灰。掺。

耳上生疮。鸡子白。敷。

小儿月蚀，生于耳后。黄连末。敷。

又方：蚯蚓屎。煅，研，猪油调涂。

小儿甜疮，耳轮前后连引流水。蛇床子一两，轻粉三钱。为末，麻油调搽。

又方：胎火盛者。田螺壳。研细，和冰片，麻油调搽。

耳后发际搔痒，小窍出血，此名发泉。多年粪桶箍。烧灰。敷。

诸虫入耳。以纸塞耳、鼻，留虫入之耳不塞，闭口不言，少顷虫自出。

苍蝇入耳，害人最速。皂子虫。研烂，鳝鱼血调。灌入耳。

百虫入耳。椒末一钱。入酢半盏，浸之良久，少少滴入自出。

又方：人乳滴之。

又方：生油调铜绿滴。

又方：桃叶捣汁滴。

蜒蚰入耳。用湿生虫。研烂。涂耳边，自出。或摊纸上作捻，安入耳中，亦出。

又方：地龙。为末，入葱内化水。滴入。蜒蚰亦化为水。

耳中有物。麻绳。剪令头散着，胶粘上。徐徐引出之。

水银入耳，能蚀人脑。以金枕耳即出。

眉门

眉毛落脱。垂柳叶。阴干，为末，以生姜汁于铁器中调。夜夜摩之。

眉烂毛脱，此肝经受风所致。侧柏叶。去根，九蒸九晒，磨末，蜜丸桐子大。早、晚开水送下一钱。菟丝子。研，麻油调敷。

眉毛不生。芥菜子、半夏等分。为末，生姜自然汁调。搽。

眉疽。生绿豆、五倍子等分。研末，醋调。涂。

小儿眉疮。小麦麸。炒黑，研末，酒调。涂。

又方：黑驴屎。烧灰，研，油调。涂，效。

目门

凡眼病，皆血脉凝滞为患。黄连、当归、赤芍。煎，洗。血得热则行也。

点药，黄连为主。火眼，同鸡蛋清搅如水，点；虚眼，同人乳点。阳证，加朴硝；血虚，加当归；气虚，加党参。

每年九月二十三日，桑叶煎汤，洗目一次。永绝昏暗，老能细书。

点眼。冬天取净腊雪，将大荸荠同雪水磨粉，晒干，加冰片少许，入鹅毛管中。点眼，效。

瞽目。重明冬至日取大萝卜一枚。开盖掘空，入新生紫壳鸡蛋一个，嵌盖，藏净土中，约四五尺深，夏至取出，卵内黄白俱成清水。点诸目疾，俱效。

目疾时作。甘菊花。去蒂。装枕。

眼痛。老黄瓜一条。开小孔，去瓤，入芒硝令满，悬阴处。待硝透出，刮下，吹，点。

暴发眼痛。火硝四钱，黄丹、乳香、没药各二钱，雄黄一钱。研。含水吹鼻。

眼痒。蝉蜕、菊花。煎，洗。

赤肿。童便。洗，鸡蛋煮熟。合眼胞。

目赤痒痛。黄连。少加明矾、人乳浸，蒸。点角。

暴赤眼痛。黄连一分。研细末，入鸡子白，碗中久搅。自白沫上浮，连点之。

目热赤痛。以田螺取汁，入盐少许。点之。

眼赤肿痛。侵晓以自己小溲，乘热指抹点。

又方：朴硝。置豆腐上蒸化，取汁，收。点。

又方：决明子。炒，研，茶调。敷两太阳穴，干则易。

赤目眦痛。龙胆草。熬膏。点之。

赤眼涩痛。白姜末。水调。贴足心，妙。

火眼赤痛。五月取老黄瓜一条。上开小孔，去瓤，入芒硝令满，悬阴处。待硝透出，刮下，留点眼，效。

赤丝乱目。青鱼胆汁。和蜜。敷目眦。凡胆皆治目，鲤胆、羊胆亦可。

蓐内赤目。生地黄。切薄，温水浸。贴。

小儿赤眼。水调黄连末。贴足心。

目中起星。白蒺藜三钱。水煎。洗之。

又方：荸荠。舂汁，洒纸上，候干。刮下，点之。

又方：胡椒、韭叶、荠菜根、橘叶、菊叶、鹅不食草、广皮、木鳖、白豆蔻、川芎。不拘何味，绵裹，塞鼻，皆可。

又方：丁香、黑枣。塞不患一边鼻，星斗上时去之。

胬肉。杏仁。去皮尖，自己生嚼。点。或雄麻雀屎。男孩乳调。点。

又方：鲜鲫鱼一片。中央开窍。贴眶上，日三五易。

胬肉瘀突。硼砂。少入冰片。点之。

胬肉急起遮目。铁锈。磨水。滴。

胬肉赤白膜。蛇蜕。麻油炒，勿焦，人乳调。点。

胬肉菌毒。川连、杏仁各一钱，归尾、赤芍、地肤子、菖蒲各二钱，羌活五分，白矾三分。煎。洗。

胬肉攀睛。杏仁。去皮尖，研膏，人乳化开。日点三次。

又方：海螵蛸一钱，辰砂五分。乳细，水飞，澄取，以黄蜡和收，临卧火上旋丸，黍米大。揉入眦中，天明温水洗下。亦治外障极厚者。

眼翳。指甲。磨人乳，点。或象牙。磨人乳。点。

又方：皮硝。煎水。洗。

又方：麻雀粪，男用尖而立者，女用圆而倒者。甘草水泡一夜，焙干，研末，调入人乳。滴目。

目翳重者。猪胆皮。烧灰。点。

翳障遮睛。盐。研细末，以灯心点患上。

生翳。鹅儿不食草。搐鼻、塞耳、贴目，皆可效。

赤翳。枸杞子。捣汁。日点三五次。

赤翳攀睛者。海螵蛸。为末，蜜和。点。

赤目生翳。枸杞子。捣汁。日点数次。

又方：荸荠。杵汁，澄粉点。

目生翳障。芒硝一两。铜器中急火炼冷后。每夜点两眼角。

不论年岁深远，眼生翳膜，远视昏暗，但瞳神不破者。光净马牙硝。厚纸裹，按实，安怀内，著肉百二十日，取出研粉，入冰片少许，同研细。以两米许，点。

远年攀睛翳障。炮指甲一分、山甲、蝉蜕各五厘，蛇蜕分半，哺退鸡蛋壳白皮二分。人乳炒，研。每用三厘，含水吹不患一边鼻。

又方：鹅不食草、炒猬皮各三分，桔梗四分。如前吹鼻。

远年目障。鹅儿不食草、川芎、青黛各等分。为末。搐鼻取嚏。

小儿目翳，或来或去，渐大侵睛。雪白盐少许。灯心蘸点，日三五次，不痛不碍，效。眼目赤烂，紧闭目。以热汤或薄荷、荆芥、防风。煎汤。沃之。

风眼赤烂。明净皮硝一钱。水二碗化之，露一宿，滤净，澄清。朝夕洗目，三日红消，虽久病亦愈。

烂眼。蚕砂。麻油浸。涂。

又方：黄连。煎汁，以甘石收。敷。

又方：海螵蛸。入冰片，敷。

风眼烂弦。青黛、黄连。泡汤。日洗。

又方：真麻油。浸蚕沙二三夜，研细。涂患处，效。

又方：五味子、蔓荆子。煎。洗。

新产小儿胎毒，二目红赤，涩闭，肿烂不开。曲蟮泥。捣。涂囟门，干则再换，三次即愈。

又：生南星、生大黄等分。为末，用醋调。涂二足心。

冷泪。黄连、人乳、蕤仁。少加炮姜炭，熬。点。姜以剂连之，寒也。

又方：香附、苍术、椒目末。吹鼻。

迎风流泪。甘石、海螵蛸、冰片。点。

又方：霜后不落桑叶。煎好，入芒硝少许。日日熏洗。

又方：青鱼胆。和人乳，蒸三次，露三次。点眼角。再桑叶。煎。洗。

眼漏流脓。闭目，热牛粪敷胞上。或柿饼。捣，涂。

眼下空处生疖，出脓，流水不干，日久成漏。柿饼。去皮，取肉，捣烂。涂。

田螺头眼。野荸荠、猪胈等分。捣和，用鸡子壳半个，放药在内。卧时合印堂上，俟水流入目中，翳随泪出。

目中息肉，淫肤赤白膜。马齿苋一握，洗净，和芒硝末少许。绵裹。安上，频易。

眼癣。用银杏叶。泡汤，少加枯矾末。温洗，渐愈，奇效。

又方：大碗幕布。以晚米糠置布，燃糠，有汁滴碗。取，搽患处。

痘风眼癣。用蛔虫。洗净，捶烂，夏布绞汁，加冰片少许调。搽。活五谷虫亦可。

眼皮生珠，红肿痒痛，俗名偷针。食盐三钱，明矾二钱。泡汤。洗。

偷针。生地、南星。捣，贴二太阳穴。或蛇蜕皮，贴。或猪精肉，贴。或白及。磨水，点。

眼生珠管。牛膝并叶。捣汁，日点数次。

又方：生蜜。涂。仰卧半日，洗去，日一次。

痰核生于眼胞，推之移动，皮色如常，硬肿不痛者。醋磨南星。敷。或指甲挤出白粉，即愈。

疣目。鸡内金。擦之自落。

眼皮生瘤。樱桃核。磨水，频涂。

斑疮入目。白柿。日日食之，良。

小儿目中生痘。黑狗耳上刺血。点。

又：象牙。磨汁，点。

拳毛倒睫。石斛、川芎等分。为末。口内含水，随左右搐鼻，日二次。

毛倒睫。五倍末。蜜调，敷眼胞，自起。忌摘，摘之复生，更硬。

头风射目必瞎。用荞麦末。水调作饼，如钱大。安眼四角，各以豆大一炷之艾灸之，即效。

风火眼。童便。煎甘菊汤，频洗。

头风目盲。野苋菜。煎汤，注壶内，塞住壶口。以双目就壶熏之。

头风损目。以大川母一粒，白胡椒七粒。共研末，葱白汁丸，如柏子大。以膏药盖贴太阳穴，目可重明。

眼暗。柴胡、决明子。研末，人乳调，敷目上，久久目视五色。

晕花。白菊花。和童便煎。洗。

眼昏花。用童便。煎菊花。洗数次即愈。

久昏。白菊花、川花椒各三钱，胆矾三钱五分，青矾、铜绿各二钱五分，乌梅（去核）一个，新绣花针七枚。将药研细末，水调，同针入瓷瓶内，封，浸七日，隔水煮六个时辰，针化为度。去渣，取水点，奇效。

老眼。桑皮、皮硝。煎。洗。或加黑豆、菊花。

又方：蕤仁。同蜜熬，点。女贞子亦可。

久病青盲。白犬生子目未开之乳。频点之。狗子目开即瘥。

目卒不见。用钱于石上磨汁。注眦中。

眼伤青肿。生猪肉或生羊肉。贴之。

又方：生半夏。为末，水调。涂。

物伤睛突，轻者睑胞肿痛，重者目睛突出。但目系未断者，即纳之，急捣生地黄，绵裹，敷。再以避风膏药护其四边。

眼睛突出一二寸。新汲井水。灌渍睛中，数易自入。

打伤四围，眼突出者。猪肉。掺当归、赤石脂末。贴。

损目破睛。牛口涎。日点二次。须要避风。黑睛破亦效。

暑月行路眼昏。薄荷叶。揉汁。滴。

小儿脑热，常欲闭目。大黄一分。水三合，浸一夜。一岁儿服半合，余者涂顶上，干即再上。

小儿脑热，好闭目，或太阳痛，或目赤肿。川芎、薄荷、朴硝各二钱。为末。以少许吹鼻中。

凡物入目。食盐。泡水，洗之。

尘物入目。刮左手爪甲末。灯草蘸点之，自出。

又方：生藕汁。滴入。

泥沙入目。嚼牛膝。搓丸。塞眼角。左眼右嚼，右眼左嚼。

烟矢入目。如将他物洗之，愈洗愈疼，甚至损瞎。须用乱发缓缓揉之，自愈。

石灰擦眼。生栀子。煎浓汁，频洗。

又方：五谷虫。淘净，捣，摊油纸上。用布扎好，七日不可动药，自落目无恙。

沙石、草木入目中不出。鸡肝汁。注之。

又方：书中白鱼。和乳汁。注目中。

麦芒眯目。大麦。煮汁。洗之。

竹木屑眯目。蛴螬。捣。涂之，即出。

飞丝入目。石菖蒲。捶碎。左目塞右鼻，右目塞左鼻。

又方：磨浓墨。涂。看眼内有黑丝，用灯心卷去。或雄鸡冠血滴入。看有红丝，卷去。

又方：矾一撮，入水碗中。以舌舔水一时许，丝自在水面。

又方：菘菜，即白菜。摘汁二三点。入目即出。

又方：以笔管吹矾水泡起，溅目，丝自出。

又方：以头垢点入目。

眯目欲瞎。地肤子白汁。频注目中。

指爪抓破面目。橄榄核。磨水，搽。

鼻门

鼻塞。铁锁。磨石上，取末，猪脂调，棉裹。塞鼻中。

鼻塞不通。麻鞋。烧灰，吹之。

又方：大天南星一枚。微泡，为末，淡酢调，涂绯帛上。贴囟上，外熨之。

鼻塞，久不闻香臭者。用生葱分作三段，早用葱白，午用中段，晚用末段，捣。塞鼻中，气透自效。

鼻痛。倭硫黄。研细，冷水调，敷。

鼻流清涕。莘荑末。吹。

鼻渊，鼻流臭水也。孩儿茶。研末，吹。

又方：辛夷蕊。塞之。

鼻滴腥水，劳倦则发，名脑漏。与鼻渊涓涓不绝者不同。彼宜清散，此宜滋养。外用石菖蒲。捣。塞。再以生附子末。葱涎调。涂涌泉穴。或以大蒜。切片。贴涌泉穴。

鼻流涕血。以醋和土。涂阴囊，干则易。

鼻渊，鼻衄不止。捣蒜。贴涌泉穴。

鼻渊、鼻痔。雄黄、月石、冰片。研末，搐鼻。

鼻赤。大黄、朴硝等分。为末，津调，涂。

又：白蔹、杏仁、白石脂。研末，鸡子清调，涂。

鼻中息肉。藕节，毛处一节。煅末，吹之。

又方：胆矾。敷。

又方：枯矾。和猪脂，绵裹。塞。

又方：蜗皮。炙为末，绵裹。塞，日三易。

鼻中息肉，垂下者。片脑。点之自入。

鼻中生菌，气不通。白梅肉。塞孔中。

鼻内生疔，烂。黄鸡粪、荔枝肉。同打烂，涂。

鼻疮。生大黄、杏仁等分。研末。猪脂和，涂。

又方：元参末。涂之。或以水浸软，塞之。

又方：桃叶嫩心。杵烂，涂。

又方：杏仁。研末，乳汁和，敷。

鼻疮，脓血臭，有虫也。苦参、枯矾一两，生地黄汁。水煎浓，少少滴之。

鼻蚀穿唇。银屑一两。水三升，铜器内煎至一升。日洗三四次。

酒齄。白盐。和津唾。常擦，妙。

鼻上酒皶。凌霄花半两，硫黄一两，胡桃四个，腻粉一钱。研膏，生绢包，揩。

小儿鼻干无涕，脑热也。黄米粉、生矾末各一两。每以一钱，贴囟上，日再易。诸物塞入鼻中，而不能出者。紧掩两耳，紧闭其口，不使通气，以笔管吹其无物鼻孔，则所入之物自出。

诸物入鼻，作痛不出。羊脂枣核大。纳鼻中吸入，脂消，物随出也。

鼻擦破。猫颈上毛。剪碎，唾粘。敷。

鼻衄门

鼻衄。用葱捣汁。入酒少许。滴鼻中，即觉血从脑上散下。

又方：冷水调白及末。用纸花贴山根。

又方：人中白末。吹。

又方：薄荷叶。塞。

又方：湿布。缚胸上。

又方：刀刮指甲细末。吹，即止，验。

又方：象牙屑。吹入。

又方：黄牛粪。阴干，焙黑，为细末。吹入，能除根。

又方：山栀。炒黑，为末。吹鼻中，效。

又方：血余。烧灰。吹。胎发、少壮人发更好。

又方：龙骨末少许。吹入。

又方：石榴花。干，研末。吹入。

鼻血不止。用独头蒜。切片。贴于脚心，即愈，左鼻贴左，右鼻贴右。

又方：用线扎中指根，左鼻扎左，右鼻扎右。

又方：井中泥或苔藓。贴囟门。

鼻衄不止。以本人鼻血。纸捻蘸之。右衄者，点左眼角；左衄者，点右眼角；左右并衄者，点两眼角内，立效。

又方：以栀子炭。研末。吹入鼻中，立愈。

又方：鲜旱莲草。捣。敷。

鼻血不止，服药不应。蒜一枚。去皮，细研如泥，摊一饼子如钱大，厚一豆许。左血出，贴左足心；右血出，贴右足心；两鼻齐出，贴两足心。血止温水洗去。

鼻衄过多，昏冒欲死。香墨。浓研，滴入鼻中。

口门

口臭。甜瓜子。杵末，蜜丸。每晨漱口后，含之。

又方：藿香。洗净，煎汤。频噙漱。

又方：朝取井华水。口含片刻，吐厕下，数度瘥。

满口起泡，以致饮食不能进。用孩儿茶、黄檗、枯矾等分。共为细末，敷之。

烂嘴。青黛一钱，硼砂一钱，薄荷叶五分，人中白一钱，儿茶一钱，玄明粉五分，马屁勃五分，冰片二分。研细，擦之。病甚者，加西黄三分，珍珠五分，效。

口舌糜烂。大红蔷薇叶。焙燥，研末。搽之。冬月用根。

口疮。黄檗五钱，青黛二钱。同研细末。临卧以二三分置舌下，咽津无疑迟，明愈。凡口疮不可失睡，否则药不见功。

又方：白螺蛳壳。烧灰，加儿茶少许，为末。吹患处。

又方：萝卜自然汁。频漱，去涎。

又方：蚯蚓、吴茱萸。研末，加面调。涂足心。

又方：硼砂、焰硝。含口中。再以天南星末。用醋调。贴足心，效。

又方：单用朴硝含之。

又方：鸡内金。烧灰。敷，效。

口疮色白者。黄蘗、荜茇等分。研，糁。

口疮色赤者。天花粉。研末，糁。

口舌生疮。蚕茧五个。包硼砂，瓦上焙焦，为末，糁之。

口舌生疮，烂久不瘥。蔷薇根。煎浓汁。稍稍含漱，温含冷吐去。夏取茎叶用。

心脾热，口颊舌上生疮。炙黄蘗、青黛。为末，糁之。

虚火上壅，口疮，满口连舌者。草乌头、吴茱萸等分。为末，蜜调，敷足心。

麻疹毒，口疮。黄连一两，炒黑干姜三钱。为末，糁。

小儿口疮。荸荠。烧存性，研末，搽。

又方：黄葵花。烧末，敷。

小儿口下黄肌疮。取殺羊须或角。烧灰，腊猪脂调，敷。

小儿口疮，不能食乳。蜜陀僧。研末，醋调，涂二足心，愈即洗去。

小儿初生，忽患撮口，不饮乳，名曰马牙。失治则死。儿齿龈上有小泡如粟米状，急以针挑出血，用墨磨薄荷汁，手指蘸墨，遍口腭擦之。

初生撮口。急视口中上下龈间，若有白色如豆大许，便以指甲掐破，青黛末敷之。

又方：白僵蚕二枚。为末，蜜和，敷儿口内。以原蚕蛾炙黄代之亦可。

小儿撮口、脐风。载脐门。

小儿雪口。马兰头汁。擦。

又方：硼砂。研细末，吹。

小儿鹅口。朴硝、儿茶各二分，硼砂一分。研细，蜡捣自然汁调搽。

小儿鹅白。白矾、朱砂各二钱半，马牙硝五钱。研细，先拭净儿口，水调涂。

舌门

舌苔厚。用薄荷自然汁，和白蜜、姜汁。擦

舌肿。甘草。浓煎。热漱，频吐。

又方：生蒲黄。研细，糁。或以釜底煤。醋和厚，敷舌之上下。

舌忽肿满，或硬于木石。但看舌下，或如卧蚕者，急于肿处重刺出血，用釜底煤。细研，以水调厚，敷。脱去再敷。若迟则闭闷而死。须内服清胃降火药。

舌肿，龈臭映血，牙床溃腐。真青黛一钱，硼砂一钱，龙脑薄荷末五分，人中白一钱，粉口儿茶一钱，玄明粉五分，马勃五分，梅花冰片二分。研细。擦之。病甚者，加西黄三分，珍珠五分，效尤捷。

舌肿胀出口。蓖麻子。取油，蘸纸捻，烧烟熏。

又方：雄鸡冠血。浸，自缩。

又方：蒲黄、干姜末。擦。

舌肿满口，诸药不效。梅花冰片。研细末。敷。

又方：生蒲黄末。搽上，即愈。

舌卒肿，大如猪脬状，满口不治。釜下墨。和酒，涂。

舌胀不能饮食。用蒲黄。烧灰。熏之，愈。

舌胀满口，或生疮。用蒲黄。频掺，自愈。或加干姜末。

舌胀，卒然肿硬，咽喉闭塞，即时气绝，至危之症。用皂矾不拘多少。以新瓦火煅，变红色，放地上，候冷，研末。用钳钩开牙齿，以药搽其舌，即活。

重舌。不蛀牙皂四五挺（去核，炙焦），荆芥穗二钱。共为末，米醋调涂，即消。

又方：蛇蜕。烧末，调敷。

小儿重舌。衣鱼。涂舌上，或烧灰，敷舌上。

木舌。硼砂。研末。生姜蘸，揩。

木舌肿满，不治杀人。蚯蚓一条。以盐化水，涂。

重舌、木舌。僵蚕。为末。吹之，吐痰。若胀大塞口者，半夏，醋煎，含漱之。

重舌、鹅口。赤小豆末。酢和。涂。

重舌及舌疮。蒲黄。微炒。糁。

舌疮。朱砂、雄黄、黄檗、薄荷、硼砂、冰片末。掺之。

又方：羊胫骨中髓。和铅粉。涂。

口舌生疮，烂久不瘥。蔷薇，冬用根，夏用茎叶。煎浓汁，含漱。

舌上生疮或白苔，干涩如雪，语话不真。先以生姜蘸蜜水揩，再用薄荷自然汁与白蜜等分，调匀，敷。

舌蕈。先以醋漱，再用茄母烧灰、飞盐等分，米醋调稀，频搽。

舌生红粟。竹沥调紫雪丹涂之，效。

舌腐。象牙、廉珠各三分，飞青黛六分，梅花冰片三厘，泥壁上壁钱二十个，西牛黄、人手指甲（男病用女、女病用男）各五厘。共研细。吹之，虽濒死可救。

舌糜烂。大红蔷薇叶。焙燥，研末。搽之。冬月用根。

又方：黄连末。涂。

舌腐溃烂，饮食难进，疼痛异常。地龙十条，吴茱萸五分。共研。和生面少许，醋调，涂二足心，绢缚之，效。

舌衄。炒槐角或槐花。研末。掺。

又方：以炒黑蒲黄。研末。敷之。

舌硬出血。木贼。煎汤。漱，止。

舌肿硬出血。海螵蛸、蒲黄各等分。研细末。井华水调敷。

舌缩口噤。生艾。捣，敷。干艾浸湿亦可。

无故舌忽出口寸余。鸡冠血。涂。使人于其后，潜掷铜器惊之。

又方：珍珠末，稍加冰片。敷。

又方：辰砂末。敷。

又方：用冷水一桶。勿令患者知之，将冷水泼令患者一惊，即缩入。

产后舌出不收。朱砂。敷之。令作产儿状，佣妇扶定，壁外潜掷瓦器，惊则骤收，收后再敷五倍子末。

初生小儿，有白膜裹舌，或遍舌根。以指甲刮破令血出，烧矾末半绿豆许，否则必成哑矣。

小儿舌下有膜，如榴子连于舌根，令儿语言不发。可摘断出血，血出不止，以发灰掺之。

又方：用白矾灰、釜底墨。酒调，涂。

舌头咬断。先以乳香、没药煎水，含口中。止痛后，急将寒水石、黑铅、轻粉、硼砂研细粉，频抹，以长全为度。

含刀在口，割伤舌头，垂落而未断。鸡子白软皮袋上，以花粉三两，赤芍二两，姜黄、白芷各一两，研细，蜜调，涂舌根断处。再以蜜调蜡稀稠得所，敷鸡子皮上三四日，舌接去皮，只用蜜蜡。

自行被跌仆，穿断舌心，血出不止。鹅翎。蘸米醋，频刷断处，其血即止。仍用蒲黄、杏仁、硼砂少许，为末，蜜调成膏，噙化。

言语门

卒风不语。生姜。安舌下，咽津。

伤寒谵语。熬盐，熨胸次。

小儿数岁不能言，此心气不足，舌本无力，不能发转也。赤小豆末。酒和，涂舌上下，效。

声音门

小儿初生不发声。载小儿门。

小儿初生不啼。载情志门。

咳嗽门

久嗽欲死。厚榆皮，削如指大，长尺余。纳喉中，频出入，当吐脓血而愈。

吐血门

失血眩晕。生地。塞耳、鼻。

须门

乌须。生柏叶末。猪脂和丸，弹子大。每以布裹一丸，纳泔水中化开，沐之。

唇门

唇吻燥痛。榄仁。涂。

唇急作痛。甑上滴下水。涂，效。

冬月唇裂。白荷花瓣。贴，效，开裂出血即止。

唇肿黑，痛痒不可忍。大钱四文。于石上磨猪脂汁，涂。

唇肿生疮，连年不瘥。八月蓝叶一斤。捣汁，洗三四度。瘥。

唇燥生疮。青皮。烧灰。研猪脂调涂。

又方：桃仁。杵烂，猪油调涂。

又方：猪胰。浸酒，搽。

唇疮。黄檗。研末。蔷薇根捣汁调涂。

又方：旋覆花。煅存性，研末。磨油调搽。

又方：新瓦。为末。生油调搽。

又方：蒸饭锅盖上汽水。频抹。

唇口疔，并连七个，头肿如斗，心闷神昏，名七星赶月。蛔虫。捣烂，涂。

又方：五谷虫一钱（焙末），白矾三分，蟾酥三分。烧酒化烊，调匀，涂疔上。

疔毒生唇上。在大腿弯紫筋上委中穴，用银针刺出血。

唇衄不止。栗子一个，（连壳烧灰）、硫黄等分。研末，和敷。

羊须疮。旧棉絮。煅灰。麻油调搽。

唇紧。五倍子、诃子等分。为末。敷。

小儿紧唇。头垢。涂。

又方：蟏蟏。研末，猪脂和，敷。

又方：鸡矢白末。敷，有涎易去。

紧唇及重腭、重龈。蛇蜕。烧末，先拭后敷。

牙齿门

保齿。用旱莲草根一斤。酒洗净，青盐四两，腌三宿，同汁炒干，研末。日用擦牙，连汁咽之，能乌须固齿。

固齿。青盐。入肾、入骨，擦、噙并佳。

又方：火煅羊胫骨。为末，飞盐二钱同研。日用。

又方：青盐二两，白盐四两。以川椒四两煎汁，拌盐炒干。日用擦牙，永无齿疾。

牙痛。火硝一钱，冰片一分，明雄黄一分，元明粉五分。为细末。擦患处。

牙疼经宿。西瓜皮。烧灰。敷患处牙缝内，立愈。

又方：黑山栀、桑叶。泡浓汤。热漱，不痛乃止。

又方：以儿茶贴患处，流出风涎自愈，不可咽下。

又方：石膏（火煨熟）八两，白蒺藜（去刺）四两。为极细末。频擦之，立愈，每日用之，可免此患。

又方：荜茇一钱，川椒五分，石膏三钱，青盐四分。共研细。点患处，立愈。

又方：青盐、硼砂、火硝、樟脑各一钱。研末。擦之。

又方：马兰头叶，水沟或水缸内青苔。共杵烂，以绵卷之。左痛塞左耳，右亦然。

牙齿疼痛。枳壳。浸酒，含漱。

又方：黑豆。煮酒，频漱，良。

牙龈肿痛。山豆根一片。含于痛所。

风热牙疼。丝瓜一条。盐擦过，煅，研。频擦。

龈肿痛畏风者，风火也。荔枝壳。烧存性，研末。频擦之。

又方：萝卜子十四粒。生，研，人乳和。左痛点右鼻，有痛点左鼻。

龈肿痛，喜吸凉风者，湿热也。槐树枝。浓煎，入盐煮干，炒，研。日揩。或用生丝瓜一个，擦盐，火烧存性，研末，频擦，涎尽即愈。

又方：孩儿茶、硼砂等分。为末。频擦，凉水漱，吐，勿咽。

龈痛，俗呼齿痛。不肿者，属虚火。西洋参。切片贴。龙眼肉亦可。

元气不足，牙齿浮痛。骨碎补。铜刀细切，慢火炒黑，为末。揩之，良久吐去。

牙疼日久，肾虚也。补骨脂二两，青盐五钱。炒，研。擦。

风齿肿痛。马齿苋一把。嚼汁，渍之，肿消。

牙痛恶热。黄连末。掺之，止。

风虫牙痛。芭蕉自然汁一碗。煎热，含漱。

又方：松上脂。滚水泡化，漱，验。

又方：炒白直僵蚕、烧蚕退纸等分。为末。擦，良久盐汤漱口，效。

牙虫痛。用韭菜子。烧烟，熏之，牙虫即出。其法以笔管，用纸糊喇叭样，可以收烟。

又方：黄茄种。烧灰。擦，效。

龈烂。生地一斤，盐二合。倒和成团，以湿面包，煨令烟尽，去面，入麝香一分，研匀。日夜贴。

又方：丝瓜藤一握，川椒一撮，灯心一把。水煎浓汁，漱，吐。

牙龈肿烂，出臭水。芥菜。干，烧存性，研末。频敷，愈。

牙衄。丝瓜藤。炙灰。擦之，立止。

又方：丝瓜络亦可。

又方：草决明。煎汤，含之，即止。

又方：马兰头。杵烂，塞患处，立止。

又方：槐花。炒，为末。搽之。

龈衄，俗名牙宣。枯矾。敷，擦。或五倍子，烧存性，研。敷。

齿缝出血。用麦冬。煎汤，频漱口，以止为度。

又方：用苦参一两，枯矾一钱。为末。日揩三次。

又：常以盐汤漱之。

牙缝出血不止。地龙末、枯矾各一钱，麝香少许。研匀。擦。

又：麦门冬。煎汤，漱。

牙缝出血不止，动摇。白蒺藜末。旦旦擦之，即止，且固。

牙龈出血，百方不效。用乌梅。煮，去核取肉，捣成丸。噙患处，数丸即愈。

齿龈间津液、血出不止。生竹茹二两。酢煮。含之。

满口齿有血。枸杞根。为末，煎汤。先漱后吃。又治膈上吐血。

齿黄。糯米糠。烧，取白灰。日用擦牙，可变为白。

齿疏。炉甘石、煅寒水石等分。为末。每日齿蘸擦，久自密，忌用牙刷。

齿摇。干地黄、羌活（去芦）等分。为末。每服二钱，水一盏，酒少许，煎十余沸，去滓，温漱冷吐。

齿损，因磕伤打动者。蒺藜子。为末。日揩。

齿损。骨碎补。铜刀细切，慢火炒黑，为末。揩之，良久吐去。

小儿齿裂。死蚯蚓末。敷痛处。

牙齿逐日渐长开口，难为饮食，盖髓液溢所致。白术末。和水服，及煮水漱。

龈间胬肉渐长，此乃齿壅。生地黄汁一钟，皂角数片。火上炙热，淬汁内，再炙又淬，汁尽为度，晒，研末。敷。

又：朴硝。为末。敷。

蛀齿。芦荟四分。炒，研细。先用盐揩净齿，敷少许。

又方：花椒、牙皂。醋煎，漱。

又方：雄黄末。和枣肉丸。塞鼻中。

又方：冰片、朱砂等分。擦。

初生小儿，齿龈上起小泡子。载口门撮口不饮乳条。

小儿上下龈间生白色如豆大者，撮口症也。载口门。

牙疳。黄檗、青黛各一钱，冰片一分。研细。擦。

又方：瓦楞子壳。研末。敷。

又方：雄黄一钱，铜绿二钱。为末。搽。

又方：人脚上皱垢。焙黄，研末。敷二三次，效。

又方：五倍子、青黛、枯矾、黄檗等分。为末。先以盐汤漱净，糁之。

走马牙疳。蛔虫。瓦上焙干，研细末，加青黛、冰片少许，研匀。吹入。

又方：真青黛一钱，硼砂一钱，龙脑薄荷末五分，人中白一钱，粉口儿茶一钱，玄明粉五分，马屁勃五分，梅花冰片二分。研细。擦之。病甚者，加西黄三分，珍珠五分，效尤捷。

又方：人中白。入瓷瓶内，盐泥固封，煅红，研末，入麝香少许。贴。

牙关紧。白矾、盐等分。擦之，涎出自开。

牙龈脱。乌梅一个。含之。

又方：纸捻。搐鼻取嚏。

又方：南星。研末。生姜汁和，涂两颊，一夜即上。

服霜粉，牙根腐烂，出血不止。详中毒门。

痰饮门

化痰治嗽。生明矾二两，人参末一两。酢二升，熬膏，以油纸包收，旋丸，如豌豆大。每用一丸，放舌上。

钓痰。半夏，（酢煮过），皂角末、明矾末、柿饼。捣膏为丸。噙之。

胸中痰澼，头痛，不欲食。矾石一两。水二升，煮半，纳蜜半合，频服，取吐。如不吐，稍饮热汤引之。

卒头痛如破，非中风，又非中冷，是胸膈中痰气上冲所致，名为厥头痛。单煮茗作饮二三升，取吐，吐毕又饮，又取吐，吐数次即瘥，虽吐胆汁无害。

咽喉门

喉症，属时邪、风火，痰潮壅闭，喘急危笃，发来迅速。先深针委中穴中，出血自愈。穴在膝盖对后大小腿交界缝。

喉肿。老黄瓜一条。上开一小孔，去瓤，入芒硝令满，悬阴处。待硝透出，刮下，吹，点。

喉肿不能言。山豆根。磨醋，噙之，涎出能言。

肿喉疮。吴茱萸末。醋调，涂足心。

咽喉腮颊肿闷。以蒜塞耳、鼻中。

喉痛。用冰片三分，僵蚕五厘，硼砂二钱半，牙硝七钱半。共研细末。吹患处。

咽喉肿痛。射干花、山豆根。阴干，为末。吹，效。

喉痹肿痛。大蒜。塞耳、鼻中，日二易。

咽喉疼痛，红腐。真青黛一钱，硼砂一钱，龙脑薄荷末五分，人中白一钱，粉口儿茶一钱，玄明粉五分，马屁勃五分，梅花冰片二分。研细。掺之。病甚者，加犀黄三分，珍珠五分，效尤捷。

喉中肿痛。硼砂。含化，咽津。初起便治，即免喉痹。

喉闭，咽痛。马勃、白矾等分。为末。以鹅翎管吹，吐痰。

喉闭。蛇蜕。烧末。吹。

咽喉闭痛。箬叶、灯芯草（烧灰）等分。吹。

喉痹。陈年白梅。入蜒蚰令化，噙梅于口中。

冬月喉痹、腰痛不可下药者。蛇床子。烧烟于瓶中。口含瓶嘴吸烟，痰自出。

急喉痹塞，逡巡不救。生皂荚末少许。点患之外，以酢调厚，封项下，须臾便破，出血愈。

喉痹将死，不可针药。干漆。烧烟。以筒吸之。

又方：鸡内金。勿洗，阴干，煅末。竹管吹之。

锁喉风闭。遇此症，先于头颈处搽香油，用钱刮之，其痛稍缓，好进药。

又方：人指甲。煅，研。吹喉。

又方：势危者，刺出舌根下紫血。

又方：生桐油。以鹅翎蘸之。搅喉探吐。

小儿喉痹，不能语。以大豆煎汁，放冷，含。

喉痹口噤。硇砂、马牙硝等分。研匀。点。

走马喉痹。白矾末。涂绵针上，按于喉中，立破。绵针者，用榆条上以绵裹作枣大也。

又方：马屁勃、焰硝。为末。吹，吐涎血愈。

咽疮喉痹。好来酢。噙，嗽，吐痰。

喉痹，双乳蛾。壁钱窝一个。取病人脑后发一根，缠定钱窝，以银簪挑，就灯上烧灰。吹之，立消。

乳喉。用手指甲。烧灰存性，研细末。吹入，即消。

单蛾、双蛾，即俗呼单喉、双喉也。发顶内有泡，可用银针挑破。忌见灯火，恐泡破处发胀也。蛾在左边，用生独蒜，加盐捣烂，敷右手寸关尺脉上，以热痛为度；蛾在右边者，用左于亦如之；如双蛾，敷左右两手，即愈。

乳蛾烂者。用人中白（火煅）三分，冰片二分。共研细末。吹入喉中。

喉蛾。头发、指甲。煅存性，研。吹，男用女，女用男，左用右，右用左。

又方：灯心一钱，黄檗五分，（并烧存性），白矾七分（煅），冰片三分。共研。每以一二分，吹。

喉蛾闭结不开。土牛膝草。捣汁，滴鼻中。

乳蛾，并治喉内一切热毒。硼砂一钱，胆矾二钱。为细末，入青鱼胆内，阴干，研末，加山豆根一钱。吹患处，流涎。

喉风，舌大如胖，即时不救即死。冰片一分，火硝三分，胆矾二分，青黛二分，僵蚕五分，硼砂三分。为细末。吹之。

喉风年久。夜壶垢。炙，研细。吹入。

喉风。黄瓜。去瓤，入生矾末装满。仍将瓜口盖好，外以纸封之，挂有风无日处阴干，过惊蛰后七日，取下，研细。吹患处。

烂喉。象牙屑、廉珠各三分，飞青黛六分，梅花冰片三厘，壁钱二十个，西牛黄、人手指甲各五厘。共研极细粉。吹患处，虽濒死者可救。

喉烂、喉肿、喉痛。均可以青黛、薄荷各八分，飞净雄黄、白硼砂、珍珠各三分，儿茶五分，冰片一分，西牛黄分半。各为细末，研匀。吹之。

咽生息肉。盐、豉。和捣，涂。先刺破出血乃用，效。

喉中生肉。绵裹筋头。拄盐措之，日五六度。

喉中悬痛，舌肿塞痛。五倍子、僵蚕、甘草等分。白梅肉捣和丸。嚼，咽，痛自破。

疹后余毒喉病。苦参三钱，僵蚕二钱。为末。吹。

烟管戳伤咽喉。以龙眼核去黑皮，焙，捣极细。用笔管吹患处，即定疼止血。居家者，此药须预备。

误哽门

杂物哽咽。解衣带。目窥下部，不下即出。

诸物吸入肺管而不能出者，无药可治，喘急而死。大概小儿或有此患，然不必惊慌，但捉两足，使倒悬，则所入之物一咳即出。

诸哽。煮薤白半熟。线系之，捉线，吞薤下，候至哽处，牵引，哽即出。

又方：哽喉。大蒜。塞鼻中。

鱼骨哽。以渔网覆头，立下。

又方：橘叶。常含，咽汁。

颈项门

项软。五加皮。为末，酒调。涂项骨上，干则易。

项强，太阳受风也。荆芥。作枕。

又方：蒸黑豆。作枕。

肝肾二脏受风，项强。木瓜、生地。酒蒸，加乳香、没药，捣，涂。

头项强，不得顾视。黑大豆。蒸熟，作枕。

闪颈胁腰。硼砂。研粉。以骨簪蘸唾沾粉，点两目，泪出即松，三点全愈。

颈项结核。生薯蓣一挺，蓖麻子二粒。各去皮，研匀，摊贴。

颈项结痰核。生南星。研涂。

痰核红肿寒热，状如瘰疬。石灰。煅为末，白果肉同捣，贴。蜜敷亦可。

身项粉瘤。旧皮鞋底。洗净，煮烂成冻子，涂之。

蚁瘘不愈。鲮鲤甲二七枚。烧灰，猪脂调敷。

蜣螂瘘疾。热牛屎。封之，日数易，当有蜣螂出。

一切冷瘘。人吐蛔虫。烧灰，先以甘草汤洗净，涂之，瘥。

天柱疮，生脊大椎上，大如钱，出水。用驴蹄甲二片（煅），铅粉（熬）二钱，麝香少许。为末。醋和，涂。

对口疮。全蝎三个。楝树根煎水，洗。兼分载痈疽门。

瘰疬初起，未破者。好茶。泡浓汁，与蜂蜜调敷，日数易。

瘰疬未穿。靛花。马齿苋同捣。日日涂，效。

瘰疬、疔疮、发背、诸肿。紫花地丁根。去粗皮，同白蔹为末。油和涂，效。

瘰疬结痰，不问新久，已溃、未溃。嫩明松香一两（葱汤煮化，冷水泼净），火麻仁一两，上好松罗茶叶五钱。共捣如泥，油纸摊为膏。贴，神效。

瘰疬。以羚羊角烧灰，研细。鸡卵清和涂。

又方：以猪胆汁以胭脂边一方渗透，悬风处吹干。剪贴患处。

又方：豆腐泔水一桶。慢熬成膏。频频涂之。

又方：南星、半夏等分。为末。米醋或鸡子清调敷。黄檗为末。猪油调敷。

又方：活鲫鱼一尾，生山药如鱼长一段，白糖三钱。杵烂，涂之。

又方：土贝母。研末。陈米醋调敷。

又方：牛皮胶一两（水熬化），入土贝母末五钱。摊油纸。贴之。

又方：佛前旧羊角灯底。焙存性，研末。麻油调敷。

又方：田中蚂蟥。捣烂，围之，即散。

又方：面糊作饼。贴于先溃之处，再用小砂壶两把，俱盛烧酒，煎滚，去酒，以热壶口覆于饼上熏之。一壶冷又易一壶，如此数次，将毒拔尽则愈。熏后用猪胆汁熬成膏。贴之。

瘰疬已溃。陈年破明角灯。烧存性。研菜油和，涂。

又方：墙上白螺蛳壳。研末。敷。

又方：牛皮油靴底。烧灰。调敷。

瘰疬不敛。松香末一两，白矾三钱。为末。麻油调涂。

瘰疬已破，汁出不止。鸭脂。调半夏末，日日敷。

瘰疬日久成硬核者。陈米醋。调蜜。敷。

疬破多年，脓水不绝。百年茅屋厨中壁土。为末。入轻粉调敷半月。

瘰疬破烂，多年不愈，延及胸胁，臭秽难闻。虽十数载之顽证，可用新石灰一块，滴水化开成粉，以生桐油调匀，干湿得中，先用葱椒汤洗净疮口，涂数日，即愈。

瘰疬收口。龟板（煅过，埋地中四十九日）、青果，（阴干，煅。）同研细末。收口，效。

肩门

肩疽。吴茱萸。用盐腌过，炒，研。酢和涂。

肩臂累累如赤豆者，为瘰疽。剥去疮痂，以酒和面，敷。

颈肩胸背大肿赤发。朴硝五两，香豉、生地黄汁各半升。同捣，煮令地黄烂熟。敷肿厚二分，日三四易，使不成脓。并治一切肿。

背门

发背初起。鸡内金不落水者。阴干，用时温水润开。贴之，随干随润，以愈为度。

又方：牡蛎粉灰。以鸡子白和，涂疮四围，频上。

又：鸡肫皮。浸软，贴。

发背，肿毒未成者。活蟾一个。系放疮上半日，蟾必昏愦，置水中，再易一个，如前法；重者破开，连肚乘热合疮上。

发背初起，红色者。用稠泥围疮外成圈，中间放水下蚂蟥数条，待蝗吸毒血，一日三易。

痈疽、发背，初起未成者。苎根。熟捣，敷上，日夜数易，瘥。

发背。芙蓉花及叶。并晒干，为末。酢调敷。白莲尤佳。

又方：紫荆皮。为末。酒调，箍住即撮小不开。

痈疽、发背及乳疮。半夏末。鸡子白调涂。

虚火背疮，背内热如火炙。附子末。津调，涂涌泉穴。

发背、痈疖。粪坑底泥。阴干，为末，新水调敷。

痈肿、发背。酢磨浓墨。涂四围，中以猪胆汁涂，干又上。

发背诸肿毒。猪脂。切片，冷水浸，贴。热即易，散尽为度。

发背欲死。伏龙肝末。酒调厚敷，干即易。

又：冬瓜。截头，合疮上，瓜烂截去，再合。

发背欲死及一切肿毒、赤游风疹、风热头痛。芭蕉根。捣烂，涂。

痛疽、发背，大如盘，臭腐不可近。桐叶。酢蒸。贴，效。

发背已溃。鸡肫黄皮。同棉絮焙末。搽。

背疮溃烂。黄黑牛屎多年者。晒干，为末，入百草霜研匀。细掺。

背疽，已溃如碗，视五脏仅膈膜。大鲫鱼一枚。去肠脏，以羯羊粪入其中，烘，焙焦黑极燥，为细末。干掺，须候脓少时用。

背疮肉长疾，皮不及裹，见风成僵。寒水石。烧，研为细末。敷，再用铜绿细末上之。

肘腋门

腋气，即狐臭。生姜汁。频涂。

又方：龙眼核六枚，胡椒十四粒。研匀。频擦。

患腋臭者，耳内皆有油湿。大田螺一个。养水中，候靥开，以巴豆肉一粒，针挑放螺内，仰顿，盏内化水。搽腋下。

又方：密陀僧四两，白矾（枯过）二两，轻粉三钱。共为细末。擦一月。

又方：裹铁落。熨腋下，疗狐臭，验。

又：自己小便。乘热久洗。

又方：大田螺一个。入麝香三分在内，埋露地，七七日取出，将患处洗拭，以墨涂上，再洗，看有墨处，是患窍。以螺汁点之。

又方：鸡子两枚。煮熟，去壳，热夹，待冷弃路旁，勿顾。

又方：浆水洗净，油调密陀僧涂。或用热蒸饼一个，切开，密陀僧掺末，夹之。

又方：矾石。绢袋盛之。常粉腋下。

羼腋，腋气也，俗曰肋腥臭。用大田螺一个，巴豆仁一粒，胆矾豆大一粒，麝香少许。先将螺养，吐去泥土，靥药于内，用线拴住，放瓷碗内，次日化成水。凡用须五更时，将药水以手自抹其腋下，不住手抹药，直待腹中欲泻，却住手。拣深远无人到处空地内，出大便，黑粪极臭，是其验也，以土盖之，勿令人知。如不尽，再抹之，又去大便。次用枯矾一两，蛤粉五钱，樟脑一钱。研细。擦之，以去病根。

又方：精猪肉两大片。以甘遂末一两拌之，五更时挟腋下。至天明，以生甘草一两，煎汤饮之，良久泻出秽物，须弃野地中，恐气传人也，五次即愈。虚弱者间日为之。

腋痈。池塘烂泥一杯，桐油三杯。和匀，以鹅翎频扫涂，勿令干。

又方：糯米饭。乘热入盐块、葱管少许，极烂如膏。贴患处，即消。

腋下瘤瘿。长柄苦壶。烧，研末。搽，以消为度。

胁门

胁痛。用白芥子。研末。水调敷之。

又方：吴茱萸。研末。醋调敷之。

又方：韭菜。炒。熨之。

又方：青皮。研末，炒。酒淬，揉之。

胁、臂、腿、腰间等处，忽如火热，肿硬如石，痛不可忍，伛偻跼蹐。急用糯米炊饭。少加食盐、葱管，共捣，罨一二次，过宿即松。其滓务倾鱼池或河内。

腹胁积块。风水石灰末半斤，瓦器焙极热，稍冷，入大黄末一两，炒热，入桂心末半两，略炒，下米醋搅成膏。摊布贴。

胁疮，如牛眼状者。以盐少许，入牛耳，取其垢，敷。

胁疽见脏。赤豆、苎根。为末。水调涂。

病后胁胀满。熬盐。熨。

胸门

结胸胀痛。大蒜。捣烂，摊贴。

寒结胸。巴豆。飞面研，调饼。敷。

热结胸。大黄、芒硝、葱白。捣。敷。

胸膺一片如碗大无皮，溃腐浸淫成漏，流脓血水，久不愈。荸荠一味。看疮大小，日日糁之。

大人小儿胸间二旁生红白瘰泡，浸淫疼痒，每处日长一条，连生十余个，名曰帘珠倒挂，久则杀人。端午日人家檐口所挂刀茅。连根叶切碎，煅末。香油调，搽五六次。

痞满门

痞。用大黄、朴硝各一两。为末。以大蒜同捣膏，贴之。

心坎门

急症心痛。黄瓜一条。剖对开，去肉、子，入明矾末，合住，线缚，悬挂阴干，皮上起白霜取下。遇此症，将瓜霜点眼四角，愈。

情志门

初生不啼。葱白茎。鞭之。

小儿夜啼。用朱笔于儿脐下书一田字，效。

又方：五倍子。研末。唾调，填脐中。

又方：朱砂。写子、午二字，贴脐上。

怔忡惊悸门

惊恐魂飞。铁器。烧红，更迭淬醋中。就病人之鼻，熏之。

小儿辟惊。鹅腹毳毛。为衣被絮，柔暖。

昏迷门

热病神昏。铁器。烧红，更迭淬醋中，就病人之鼻，熏之。

癫狂门

癫狂。萝卜子。为末。温水调服，探吐痰涎。

伤寒狂走。炭盆泼醋，使闻其气。

又方：姜汁、鸡子清，调朱砂、元明粉，涂胸口。

痫门

风痰痫疾。金灯花根似蒜者一个。以清茶研如泥，日中时以茶调下，即卧，日中良久，吐出鸡子大物。如不吐，以热茶引之。

惊风门

小儿月内惊风。丹砂末。新汲水调，涂五心。

急惊风。白头蚯蚓。刀斩两，取跳急者，加麝香半分，捣烂，贴脐。

痰火闭，俗名急惊风，搐搦，身仰。不可用力紧抱以伤其筋络，但以手扶，听其自抽，用通关散吹鼻取嚏，次以竹沥，或梨汁，或石菖蒲汁，皆可灌。

小儿惊风卒死。乌骨白鸡血少许。抹唇上。

小儿急慢惊风，牙关紧急不可开者。皂角末。水调涂牙龈上，入咽即苏。

小儿截惊。芭蕉汁、薄荷汁。煎匀涂头顶，留囟门；涂四肢，留手足心勿涂，效。

乳门

妇人乳肿。马尿。涂，愈。

乳吹。甘菊花根叶。杵烂汁，酒冲服，渣敷患处，立效。

又方：贝母末。吹鼻，效。

吹乳成痈。猪板油一斤。冷水浸。贴，热即易。

乳塞不通而皮痛，名妒乳。黄檗。研细。鸡子清和，厚敷。

乳发初起，不治杀人。鹿角。磨浓汁，涂，并令人吮去黄水。

乳痈，红肿方发。活小鲫鱼一尾，去肠，生山药或芋艿寸余。同捣烂，涂，发痒即愈。

乳痈。苎根。捣根，敷。

又方：炒葱白。捣，敷，炭火盛瓦器逼之。

又方：葱白。杵，敷，并绞汁服。

乳痈肿毒。白梅。煅，研，入轻粉少许，麻油和围，初起、已溃皆可用。

乳痈坚紫，色青久不愈。柳根。刮去皮，捣烂，炖温，盛炼囊中，熨孔上，冷则易。

乳痈串烂，年久不愈，洞见内腑，深陷不愈。摇船橹上首手捏处旧藤箍，剪下，阴阳瓦焙末，日日糁之。如干者，以香油调搽。

乳癖。活鲫鱼一尾，鲜山药如鱼长者一段。共捣烂，敷患处，以纸盖之，立愈。

又方：猪油。切片，冷水浸。贴，热即易散，尽为度。

妇人乳疮。生芝麻。嚼烂，敷。

男女乳上湿疮，脓血淋漓，成片飞红，无屬痛痒不休，此名大革疮。蚌壳（煅末）五钱，配轻粉五分，冰片一分。研匀。银花汤调搽。

乳裂。胭脂、蛤粉等分。研。敷。

乳头碎裂。老黄茄子。烧灰。敷。

又方：白茄子。烧灰。敷之。

又方：丁香末。敷。

乳头破烂。龟板。炙，研末，加冰片研匀，麻油调搽。

又方：室珠茶花。焙，研末。麻油调敷。内服治诸血证药。

女人乳岩。蒲公英。捣烂，盦患处，妙。

妇人回乳。用男子裹脚布勒止，经宿即止。

乳汁不行。内服通乳药。外用木梳梳乳周，周百余遍。

腹门

一切腹胀。大蒜。捣烂，摊贴。

腹中胀满。绵裹煨姜。纳下部，冷即易之。

小儿腹胀，肚皮青色。煎用胡粉、盐，熬色变。摩腹上。

天行病，小腹满，不得小便。雌黄末。蜜丸。纳尿孔中，入半寸。

256

精满腹胀。旧草鞋一只。烧烟。熏阴户，再用一只煎汤，即以鞋向下，揉腹，精自沿出。

腹痛。红枣二枚，巴豆三粒。同杵烂。裹缚脐上，立止。

伤寒腹痛。葱白。炒。覆脐上，砂壶盛热汤熨之。

伤寒阴证腹痛。剥热鸡皮。贴。

夹色伤寒阴证，肚痛面青。载伤寒门。

伤寒小腹绞痛，面白肢冷，并无头痛发热者。吴茱萸二两五钱。酒拌蒸，绢包，熨脐下、足心。

霍乱腹痛。炒盐一包。熨其心腹，令气透。又以一包，熨其背。

搅肠痧，阴阳腹痛，手足冷，但身上有红点。以灯草蘸油，点火焠，点上。

小儿盘肠内钓，腹痛，腰曲，干啼。葱汤洗腹，并以炒葱捣，贴脐中。

脐门

气脐，大如栗，虚肿而软，痛。竹沥。频涂。

小儿脐肿。荆芥。煎汤洗。煨葱贴之。须常留意，勿为尿湿。

小儿脐突囊肿。大黄、牡蛎各五钱，朴硝二钱。研末。每一二钱，以田螺一枚，洗净，浸一宿，取水调涂。

小儿多哭，以至脐突。须设法使之不哭。外用赤小豆、淡豆豉、天南星、白蔹各一钱。为末。捣芭蕉自然汁调涂四围，小便下，愈。

肚脐突出。原断脐带，并艾叶。同烧灰。油胭脂调搽。

小儿脐湿。发灰、棉灰皆可敷，须防受风。

又方：枯矾、龙骨。为末，麝香少许，拭脐，干敷之，避风。

小儿脐汁不干。车前子。炒焦，为细末。敷。

脐间出水。附子二钱，甘遂钱半，蛇床子一钱，麝香五厘。各研细末，和匀。填脐中，外加膏药封之。

腹如铁石，脐出水，变作虫行状。煎苍术汤。浴。

小儿脐未落时，肿痛水出。故绯绢。烧灰，研细末，敷。

小儿脐烂。哆罗呢、羽毛、缎哔、哔绒、洗绒、毹子，皆可烧灰，研末。厚糁，包好勿见风。如湿再糁。

小儿脐疮。黄檗，或龙骨末。敷。

又方：干虾蟆灰。频敷。

又方：胭脂、海螵蛸。研末。油调搽。

小儿脐带有犯而落，旧根未敛，溃肿成疮。白龙骨、黄檗、枯矾。为末。敷。

脐风烂疮。红绵、黄牛粪（同烧灰）、干胭脂各五分。湿则湿敷，干则清油调敷。

脐疮久不瘥。马齿菜。烧，研。敷。

小儿脐疮变痫。黄连二钱半，铅粉、龙骨（煅）各一钱。研细和匀。频以少许敷脐中。

小儿脐烂成风。杏仁。去皮，研。敷。

小儿撮口脐风，胎热也。蜗牛五枚。去壳，研汁。涂口。

小儿脐风撮口。生地、生姜、葱白、萝卜子、田螺肉。共捣烂。涂脐四围一指厚，抱住，泄矢气而愈。

又方：噤口者，用蜈蚣一条（酒炙），蝎梢四条，僵蚕七条，瞿麦五分。为末。以少许吹鼻，取嚏，啼哭者可治。

脐风将死。捣蒜，安脐，以热艾灸蒜上，至口中有蒜气方止，仍以蒜汁滴鼻中。

又方：艾。烧灰。厚敷脐上，绸绢裹之。

肿胀门

肿毒初起。麻油煎葱黑色，趁热通手涂，并内服一二斤。

诸肿毒。山药。捣烂，涂。

遍身黄肿。掘新鲜百部根，洗，捣，罨脐上，以糯米饭半升，拌水酒半合，揉软，盖在药上，以帛包住。一二日后，口作酒气自愈。

积聚肿满。白马屎。同蒜捣膏。敷患处，效。

风湿肿痛。生芥子末。调热酒或热醋，包患处。

手足心肿，乃风也。椒、盐末等分。酢和，敷之。

阴囊肿痛。用连根葱白头二十一根（不必水洗），川椒一两，麦芽（炒）一两，地肤子一两。共煎汤。淋洗，日三度。

水肿尿少。醋炒针砂，入猪脂、生地龙各三钱，甘遂末一钱，葱汁和，敷脐中约一寸厚，尿多为度。

又方：商陆，入麝香三分。贴脐，小便利则肿自消。

水气肿满。大蒜、田螺、车前子等分。熬膏，摊贴脐中。效。

水肿自足起。削楠木、桐木。煮汁，渍足，并饮少许。

水肿从足起，入腹则杀人。赤小豆一斗。煮极烂，取汁五升，温渍足、膝。若已入腹，但食小豆，勿杂食。

水臌肿胖。轻粉二钱，巴豆四钱，（去油），生硫黄一钱。研末，做成饼。以新棉一片铺脐上，次以药饼当脐按之，外以帛缚之，自然泻下，候五六次，去饼，以温粥补之，效。愈后忌凉水。

水肿气肿。大麦拌朱砂喂雄鸡，取其矢，澄清，熬膏。贴。

臌肿。盖草、稻草。煎汤洗。

一切鼓胀，肚饱发虚。大田螺一个，雄黄一钱，甘遂末一钱，麝香一分。药末、螺捣如泥。以麝香置脐上，以物覆之，束好，小便大通去之。

积聚门

积聚，为结块于腹内。陈酱茄。烧存性，入麝香、轻粉少许，猪油调贴。

痞块。水红花，新鲜者，同老蒜打烂，量入皮硝一二两，捏成饼比痞块大。围放痞上，用袱扎紧，待干再换。

大人小儿癖块。甘草、甘遂各三钱，硇砂一钱，木鳖子四个（去壳），苋菜三钱，鳖肉一两，葱头七个。加蜜少许，捣成膏，以狗皮摊贴，药干用葱蜜润之。

大人小儿痞积。水红花细末，以面和，加麝一厘。放痞上，熨斗烙数次，愈。

腹中痞块。皮硝一两，独蒜一个，大黄末八分。捣饼。贴患处，渐消。

又方：芰叶、穿山甲末、独蒜、食盐。同以好醋捣饼。量痞大小，贴，能化痞为脓，从大便出。

腹中痞积。水红花或子。用桑柴文武火煎成膏，量痞大小摊贴，仍以酒调膏一匙服。忌腥荤、油腻。

腹胁痞块。雄黄、白矾各一两。为末，面糊调膏。摊贴，效。

小儿乳癖。白芥子。研成膏，摊纸花子上，贴痛硬处。

症瘕门

一切症瘕。大麦拌朱砂喂雄鸡，取其矢。澄清。熬膏。贴。

病发症者，欲得饮油。用油一升。入香泽煎之，盛置病人头边，令气入口鼻，勿与饮，疲极眠睡，发当从口出，急以石灰粉手捉取，抽尽。

痰凝气滞，在皮里膜外。臭椿根皮内肉。打碎，煎膏。贴患处，块即下行而消。

痞癖等与积聚相类，可参观。

虫门

寒症吐蛔。花椒、乌梅肉。捣饼。擦胸口。

蛲蛔在胃中，渐渐羸人。楝实。醇苦酒中浸再宿，用棉裹。纳谷道中，频易。

虫蚀下部，肚尽肠穿。长服虾蟆青背者一枚，鸡骨一分。烧为灰，和合。吹下部，令深入，效。

霍乱门

霍乱腹痛。炮盐一包，熨心腹，令气透。又以一包，熨背。

搅肠痧痛，手足冷，身有红点。以灯草蘸油，点火，焠于点上。

霍乱危急时。用盐斤许。炒热，包二包，更替熨肚，一时即愈。

干霍乱。盐汤一碗。入皂角末少许，调服，探吐，效。

霍乱，未得吐下。用蒜捣敷足心。

霍乱转筋而肢冷。烧酒。摩揾患处，效。

霍乱转筋，俗名吊脚痧，入腹即死。急用糟，烧一大碗汤，入斑蝥末搅。乘热熨四肢，数人用手连拍之，冷则易。至小便通，然后服药，不然无及。

干、湿霍乱，转筋。大蒜。捣，涂足心，愈。

又方：皂角末。吹豆许入鼻，取嚏。

霍乱转筋，入腹无可奈何。以酢煮青布。搽之，冷即易。

又方：小蒜、盐各一两。捣。敷脐中，灸七壮。

霍乱转筋，欲死气绝，腹有暖气者。盐填脐中。灸七壮。

霍乱转筋，身冷，心下微温者。朱砂（研）二两，蜡三两。和丸。著火笼中熏之，周围厚覆，勿令烟泄，兼床下著火，令腹暖，当汗出而苏。

痧气门

番痧，状如蚊咬，粒如痦瘰。看头额及胸前两边，或腹上与肩膊处，照定红点，以纸捻条，或粗灯草微蘸香油，点着焠之。

痧在肤里，发不出者。用青钱或瓷碗口蘸香油，自上向下刮。若背脊、颈骨及胸前、胁肋、两肘、臂、膝、腕以红紫色靛方止。

又方：于两臂弯、两腿弯蘸温水拍打，露出紫红，然后以针刺出毒血。

搅肠痧。载霍乱门。

腰门

腰挫气。硼砂。研极细。点眼睛四角。

闪腰。木香一钱，麝香三分。共研细末。右痛吹入左鼻，左痛吹入右鼻，令病人手上下动之。

卒然腰痛。大豆六升。水拌湿，炒热，布裹熨之，冷则易。

蛇缠疮。糯米。嚼烂，和盐敷。

又方：雄黄。研末。醋调涂，仍用酒调服。

又方：旧粪桶箍。煅，研。麻油调敷。

腰疽。用糯米饭，乘热入盐块、葱管少许。杵烂如膏。贴患处，即消。

腰脊胀痛。芥子末。酒调贴，效。

腰脚锥痛，牵引支腿。猫屎。烧灰，唾津调涂。

腰脚冷痛。草乌头三个。去皮脐，为末。醋调贴。

男妇大小，腋、肋、臂、腿、腰间等处，忽如火热，肿硬如石，痛不可忍，伛偻跼蹐。急用糯米炊饭，少加食盐、葱管，捣、罨一二次，过宿即松，其渣务倾大水内。

卷　下

古吴陆晋笙锦燧　辑

姪陆心培竹勋

男陆平一培治

男循陆一培良　　同校参

女陆诵媞佩玢

女陆诵嫈佩珣

饮食门

食伤生冷及难化之物。生姜或紫苏。煎汤。揉擦心胃肚腹，气通食即化。

伤寒结胸停食。陈香糟六两，生姜四两，水菖根四两，盐二两。炒热，为饼。敷脐，胸前以火熨之，内向即去大便，利下恶物愈。

食物入鼻，介介作痛不出。牛脂一枣大。纳鼻中，吸入，脂消则物随出。

四肢难动，只进得食，好大言，说吃物是矢，说物望病。如说食鸡时便云，请你遂置鸡于病人前，却不与食，自睡中馋涎出而愈。

解酒毒，大醉不醒。生熟汤浸其身，则汤化为酒，而人醒矣。

解烧酒毒，大醉不醒。急以热豆腐遍体贴之，冷即易，以醒为度。

又方：用井水浸其发，并用故帛浸湿，贴于胸膈。

饮酒齿痛。井水。频含漱。

饮酒成癖，无便叫呼，全不进食，日就羸弱。将其人缚住，置好酒一坛在前，令闻酒气，而不与饮，自有物出口中，弃之江湖。

小儿乳停不化，膈下硬如有物。白芥子。研末。水调，摊膏贴。

初生小儿，口撮不饮乳。载口门。

断乳。山栀一个，辰砂、麝香、雄黄、雌黄各二分，轻粉一分。研末。择伏断日，待儿睡熟，麻油调，搽二眉毛上，即不思乳。

中蛊门

畜刺猬则蛊毒不入。

中毒门

烧酒醉死。井底泥。罨心胸。

煤炭毒。房中置清水一盆则免。

轻粉结毒，脓水淋漓，臭烂不可近。枫子肉四两，轻粉一钱，蓖麻仁二两，炉甘石二钱，杭粉二两，花椒五钱。为细末。捣，加麻油捶成膏，油纸摊贴疮上，先用花椒、甘草煎汤，洗净，三日一换。

服霜粉牙烂，出血不止。贯众、黄连各五钱。为末。水一钟，煎四五沸，入冰片少许，搅匀，漱口，每日二次。忌猪腥油腻一月。

砒霜沾身，痛溃。以湿泥频涂。设毒气入内而作吐泻，饮冷米醋，或生绿豆研末，麻油调服。

巴豆贴肉溃烂。生黄连末。水调敷。

仙鹤顶毒粘在草树间，人或不知，以手摸脚踏登时，赤肿疼痛异常。青松毛。和糯米饭捣，敷。

中恶门

中恶昏愦。丹雄鸡一只。安放病者心间，以鸡头向病人面，鸡伏而不动，待其飞下，病者亦苏。

中恶卒死。葱心黄。刺入鼻中，男左女右，入七八寸，血出即愈，并刺入耳中五寸。

又方：韭汁。注鼻中。

又方：使人尿其面上。

客忤中恶。铁器。烧红，更迭投醋中，就病人之鼻，熏之。

鬼击病。吹酢少许入鼻中。

二便门

大小便闭。白矾末。填满脐中，以新汲水滴之觉冷透，腹内自通，脐平者，以纸围之。

又方：皂角末，葱白连须。加麝香二分，蜜少许，杵。贴脐下至毛际。再以韭地蚯蚓泥，捣和，水澄清，饮之，尤妙。

又方：甘遂末。面糊调，敷脐中及丹田。内服甘草汤。

小儿初生，二便不通。皂角。烧，研细末，炼蜜为丸。纳谷道中。

二便关格。皂荚。烧烟于桶内，坐上熏之。

关格胀满，大小便不通。独头葱。烧熟，去皮，绵裹，纳下部，气即通。

前阴门

阴肿痛痒。荷叶、浮萍、蛇床。煎汤，日洗。

阴肿如斗。生诸葛菜根。洗，春烂，封之。枯者，水浸，捣涂，亦可。

阴肿大如升，核痛，久药无效。马鞭草。捣，涂。

阴肿胀痛。蛇床子末。鸡子黄调敷。

阴下湿汗。滑石一两，石膏半两，白矾少许。研。掺。

阴湿诸疮。蛇床子二两，朴硝一两。煎水洗。

下部湿疮，热痒而痛，寒热，大小便涩，食减，身面微肿，因多食鱼虾发风热物得之。用马齿苋四两。研烂，入青黛一两，再研匀。涂上，效。

阴冷。椒。炒热，布裹包囊下，热气大通，日夜易之，以消为度。

又方：干姜、牡蛎各一两。为末。火酒调稠涂两手上，揉外肾。

阴冷痛闷，冷气入腹，肿胀杀人。酢和热灰，频熨。

又：酢。和面，熨。

阴部生疮。鲫鱼胆。搽。

阴部恶疮。蜜。煎甘草末，涂。

阴疮烂痛。杏仁。炒黑，研膏。敷。

妒精阴疮。铅粉二钱，银杏仁七个。铜铫内炒至杏黄，去杏取粉，出火毒，研。搽，效。

又：田螺二枚。连壳烧灰，稍入轻粉同研。敷，效。

阴疮，因不忌月事行房，阴物溃烂。用室女血衲瓦上烧，研末。麻油调敷。

阴疮有二种：一者，阴蚀作白脓出；一者，生热疮。热疮用黄檗、黄芩等分。煎汤洗。仍另以二味研末，敷。

小儿阴疮。人屎灰。敷。

茎肿。羊屎、黄檗。煎汁洗。

又方：儿茶、冰片（研末）各三分。甘草汤洗过，搽。

玉茎挺长瘘肿。丝瓜汁。调五倍子，敷。

山亭裸体卧，茎被飞丝缠绕，肿痛，茎头欲断。威灵仙。捣，浸水洗。

玉茎湿痒。肥皂。捣烂敷，效。

又：烧灰。香油调搽。

阴蚀疮。乌鲗鱼骨末。敷。

　　阴蚀欲尽，疮痛甚者。虾蟆一枚，（烧灰），兔粪一两。同研细。每用少许，敷疮上，日三四次。

　　阴头疳蚀。鸡内金。不落水，拭净，焙脆，研细。先以米泔洗净，搽之。

　　阴头生疮，诸药不愈。鳖甲。煅，研，鸡子清调敷。

　　玉茎下疳。鸡蛋壳。炒，研，油调敷。并分载各方于杨梅疮门。

　　阴头生下疳疮。蜜。煎甘草，涂。

　　又方：橄榄。烧，研，麻油调敷。

　　下疳疮及阴茎上疮。黄檗、蛤粉等分。为末。掺。

　　下部疳疮。生白果。杵，涂之。

　　又：栀子。去穰，入明矾末，面糊封烧末。干掺，效。

　　泻浊疳半边烂，又名蜡烛疳，从内烂出。将人脚跟上老皮，瓦上焙脆，为末，黄檗末、猪胆汁拌，晒干，研。掺患处，乌金纸包头。

　　妒精下疳。米泔水洗。再以诃子烧灰，入麝香少许，搽。虽茎烂一二寸亦效。

　　下疳湿疮。蚕茧。盛头垢，再以一茧合定，煅红，出火毒，研。搽。

　　下疳疮肿痛。凤凰衣（煅）、黄连各等分，轻粉、片脑各少许。为末。湿用干掺，干用鸭子清调搽。

囊肿。葱白汁。调飞面，涂。

又方：水调牡蛎粉，涂。

肾子肿如水晶，阴汗潮湿。灶心土三升。研碎，炒极热，加川椒、小茴香，将阴囊放在土面，冷即再炒。

肾囊肿痒，内有疥虫。好花椒。烘脆，研细末。真柏油调涂。外以旧帛包之。

阴囊肿痛。硼砂一分。水研，涂。

又方：煨葱。入盐，杵烂，涂。

又方：棉子仁。煎汤洗。

小儿受蚯蚓，囊肿如起水泡。鸡血。涂。

小儿阴囊肿痛。地龙粪。甘草汁调敷。或薄荷汁亦好。

小儿外肾肿大。用牡蛎不拘多少。为末。鸡蛋调涂。即消。

阴囊湿肿。紫苏、紫背浮萍各一两。水煎，熏洗。

阴囊汗痒。龙骨、牡蛎粉。扑。

阴囊湿痒。松毛。煎汤，频洗。

又：乌鲗骨、蒲黄末。扑。

囊湿痒。先以葱、椒煎汤洗，再以五倍子、腊茶，研末，少加铅粉，搽。

肾囊痒。葱三十根，胡椒、花椒各一两，蛇床子末一两。均作三服，煎汤洗。

又方：川椒、杏仁。研膏，涂。

肾子烂。老杉木（烧灰）、苏叶（为末）等分。敷。仍以苏叶包之。

阴囊溃烂，睾丸脱露，名为脱囊。真紫苏茎叶。为细末。干敷。如未破，香油调涂，青包叶包上。

肾漏，阴囊先肿后穿，破出黄口，疮如鱼口，能致命。五倍子。同石灰炒黄色，去灰，摊地出火毒，砂盆内研细末。不犯铜铁，干掺疮上。

肾囊皮烂。龟板。炙存性，研。入冰片少许，麻油调涂，即愈。

囊疮作烂。六一散四钱，赤石脂二钱，紫苏一钱半，儿茶一钱。共为末。掺之。

肾囊上一孔流血。炒甲片细粉。罨之，以帕扎住。

外肾生疮。绿豆粉、蚯蚓粪等分。研，涂。

囊生疮。川椒七粒，葱头七个。煎汤洗。

又方：胡麻。嚼烂，敷，良。

又方：甘草汤洗后，腊茶为末掺，或油和涂。

小儿阴囊及岐股间生疮，汁出，先痒后痛，自瘥或复发。将疮搔去痂，帛拭干，蜜敷。更用面作烧饼，乘热以汤涂饼上，熨。

寒症囊缩。吴茱萸同硫黄、大蒜调涂脐下。蛇床子炒，布包熨之。热症肝阴涸亦囊缩，忌用此法。

伤寒阴证、阴缩。载伤寒门。

阴毛生虱。槟榔。煎汤，频洗。

又方：烧酒浸百部。擦。

又方：桃仁。杵烂，搽。

男子阳痿囊湿。蛇床子。煎汤洗。

阴囊或玉茎肿痛。葱白、乳香。捣。涂，即时愈。

肾囊风，肾子肿大，一名绣球疯。鸡蛋。煮熟，去白留黄，炒出油，老杉木烧灰，调油搽之。

又方：胡椒。煎汤洗。

又方：皂矾。煎汤，频洗。

新生小儿卵大，日后长成，恐变木疝。满月外俟端午日，午时以脚盆盛热水安于中堂，抱小儿卵放水内一浸，再将小儿于中门槛上中间一搁，其卵上之水印痕于槛，将艾在槛上湿印处灸三壮，效。

小儿脐突、囊肿。载脐门。

小便门

小便不通。猪胆连汁。笼住阴头一二时，汁入自通。

又方：葱白连叶。捣烂，入蜜。合外肾上。

又方：蚯蚓粪、朴硝各等分。水和敷脐下。

又方：皂角、半夏、麝香末。填脐内。再用田螺、葱白，捣饼，盖之。

又方：生白矾末五厘。入脐，以水滴之。

妇女小便不通。皂角。煎汤，洗阴户。

小儿不小便。盐。安脐中，熨。

小儿初生，小便不通。葱白捣烂，麝香三厘，掺上，敷脐。

小便不通，转脬，危急者。葱管。吹盐入玉茎中。

小便转胞不出。纳衣鱼一枚于茎中。

小便不通，诸药不效者。麝香少许。和顶心头垢作条，入茎中，纸封马口，使气透进茎内，须臾即通。

又方：葱白。细切，炒热，包熨小腹，冷即易。仍以手擦掌心、足心。

小便不通，腹胀如鼓。大田螺，盐半匙。生捣。敷脐下一寸三分。

女子转胞，小便不通，腹胀如鼓，数日垂危，死。猪脬。吹胀，以鹅毛管安上，插入阴孔，捻脬，气吹入。

小便闭，小腹痛。田螺。少加盐，生捣。敷脐下一寸三分，即通。

小便虚秘。桃枝、柳枝、木通、川椒各一两，枯白矾三钱，葱白七个，灯心一握。水三十碗，煎至十五碗，用磁钵盛之，乘热熏外肾、小腹，以被围之，不令风入。若冷即易之，再烧再熏，良久便通，如赤小豆汁下，效。

水肿溺闭。大蒜、田螺、车前子等分。杵，摊脐中。

寒症，小便癃闭，肿胀。葱一把，麝香三厘。捣饼，贴脐。

小儿溺床。龟溺，滴脐中。

淋门

急淋阴肿。泥葱半斤。煨熟，杵烂，贴脐上。

遗精门

遗精。文蛤。研细末。以女儿津调，贴脐内，立止。

精滑善遗。牵转白牛法最妙。其法不拘布、帛，做一小兜，将外肾兜起，拴在腰后裤带之上，此病自免。

梦遗。临睡以朴硝少许放手心。用唾和，将龟头一擦，效。

疝门

诸疝初起，发寒热疼痛，欲成囊痛。新鲜地骨皮、生姜各四两。捣如泥，绢包囊上，其痒异常，忍之。

阴疝肿坠。木鳖子仁。醋磨，调芙蓉叶末，敷之。

热疝，痛处如火，溲赤便艰，口干畏热。芙蓉叶、黄檗各三钱。为末。以木鳖子仁一个磨醋调，涂囊上。

湿疝，阴丸作痛。蕲艾、紫苏叶（烘）、川椒（炒熟）各三两。拌匀，乘热绢袋盛。夹囊下，勿泄气。

寒疝引急，痛连小腹及睾丸偏缩者。以胡椒十余粒。研细，糁膏药上，烘热。贴阴囊上，痛即已。偏缩者，贴小半边，盖缩即寒也。

寒疝。吴茱萸。炒，布包，熨小腹。

又方：桂末。掺，贴脐内。

睾丸肿痛，名木肾。用荆芥穗一两，朴硝，萝卜各三两，葱七茎。煎汤，淋洗。

偏坠作痛。芙蓉叶、黄檗各三钱（为末），木鳖子仁一个。磨醋调，涂阴囊，自止。

偏坠患久者。牡蛎灰、良姜末等分。唾津调，涂患处。

疝气入腹。茴香。炒，作两包。更换熨。

后阴门

肠胃流热下注，粪门暴肿。带壳蜒蚰数个。捣，研。涂。

肛门肿痛。木鳖子肉四五枚。研细，泡汤洗，另用少许涂。作痒者，杏仁杵烂敷。

又方：生苎根。捣烂，坐。

谷道赤痛。熬杏仁，杵作膏。敷。

肛䘌痒痛。杏仁。杵膏，频敷。

便燥努挣，肛痛异常者。以冰片、硼砂研末。雄猪胆汁调，圊后搽。

肛门生疮，肛门主肺，肺热即肛塞，肿缩生疮。白蜜一升，猪胆汁一枚。相和，微火煎，令可丸，二三寸长作挺。涂油，纳下部。

谷道生疮，久不愈。鸡膍胵。烧，研末。干贴之，效。

臀痈。芙蓉叶（晒，研）、胡椒（焙，研）各二钱，野苎根一两，葱头七个，酒糟两许。共杵烂，加米醋和。敷，即消。

又方：葱白。杵烂，蜜和，敷。

又方：芙蓉叶。入盐、冰片各少许，杵烂，围。

小儿月内，粪门上忽有疮孔，名秤勾疮。急用白竭。烧灰。糁。

脱肛。万年青连根。煎汤洗。川五倍子末，敷之。

又方：先以麻油润之，再用风菱壳煎汤洗之。

又方：枳壳、防风各一两，枯矾二钱。煎水，趁热熏洗。

又方：鳖头。煅存性，研，加冰片。糁之，立收。

又方：五倍子。煎汤洗。随以赤石脂末糁上，托入。

又方：五倍子三钱，白矾少许。为末。水一碗，煎汤洗。

又方：爬墙草。煎汤，温洗，浸肛，随浸随缩上。此草沿墙而上，大似丝瓜叶者不可用，须用小如茶匙样光亮者。

又方：蝉蜕。研末。菜油调敷。

又方：贯众、朴硝、橘皮等分。为末。每五钱，煎汤淋洗，后以木贼草烧，研，糁。

又方：东壁土。汤泡，先熏后洗。

又方：大田螺。井水养三四月，去泥，以鸡爪黄连研细末，入壳内，待化成水。以茶洗净，将鸡翎蘸扫之，以软帛托上。

大肠脱肛。木贼草。烧灰，掺之，按入。或加龙骨。

又：蜣螂。烧，研末，入冰片。掺，托。

脱肛不收。蒲黄。和猪脂。敷，日三五度。

虚冷脱肛。石灰。炒热，故帛裹。坐，冷即易。

痔、痢、脱肛。冷水调黄连末。涂。

泻痢脱肛。石榴皮、陈壁土。少加明矾，煎洗。再用五倍子。炒，研末。敷托而上。

久痢脱肛。用诃子、赤石脂、龙骨各二钱。研细末，以茶少许和药。掺肛上，绢帛揉入。

又方：苎麻根。煎汤。外以木贼研末，敷。

产后脱肛。五倍子末。掺。

小儿脱肛。荆芥、皂角等分。煎汤洗。

又方：螺蛳三升。铺桶内。坐其上，少顷愈。

坐板疮生臀上，俗名臀支疮。八九月间西瓜皮，刮薄存一粒米厚者。日中晒脆，研细。疮有脓则干掺，无脓将自已。津涎调末，敷少顷，疮中流水即愈。

又方：松香五钱，雄黄一钱半。研细，和匀，以绵纸包裹，捻成条，腊月猪脂浸透，点火烧著。取滴下油搽之，立效。

又方：芦荟一两，炙草五钱。研细末。先以豆腐泔水洗净，抹干，将药敷之。

又方：滑石、生大黄、人中白、密陀僧。共研。掺。

又方：生芝麻。细嚼，敷。

又方：藤黄。捣碎，掺在雄猪网油之上，以青布一长条卷紧，线扎，浸菜油内一夜，取出火燃，取滴下油，以杯承之，埋土中一宿，去火气，涂上即愈。

又方：甘蔗皮。烧存性，研。麻油调搽。

又方：丝瓜皮。焙干为末，烧酒调搽。

坐板疮痒。先以砂仁壳煎汤洗净，再用茅厕坑沿上之泥，刮下晒燥，研细，麻油调搽三次。

小儿初生，谷道无窍。以金刀或银刀割开外膜，即愈。

大便门

大便不通。葱一茎。去根，将葱头蘸草乌细末，纳肛门内。

又方：巴豆仁、干姜、韭子、良姜、硫黄、甘遂、槟榔等分。研末，饭丸鸡子大。早最先以椒汤洗手，麻油涂手掌，男左女右，握药一丸，移时便通，欲止则开握去药，以冷水洗手。

又方：生姜。削长二寸，涂盐。纳下部。

大便不通，气奔欲死。乌梅十颗。浸，去核，丸如枣大。纳下部。

实热症，便秘。 枳实、麦皮。盐炒，熨。

大便实结不下。 烈火煮竹叶一锅，乘热倾桶内，撒绿矾一把。坐熏之。或用萝卜叶亦可。

大肠虚秘。 连须葱一根，姜一块，盐一捻，淡豉三七粒。捣作饼，烘。掩脐中，扎定，冷再易。

小儿大便不通。 以温水漱口，吸咂小儿前后心并手足心，得红赤色即通。

泄泻门

泄泻不止，诸药罔效。 梧桐叶。煎汤，沐足。

泄泻日夜无度。 针砂、地龙、猪苓。共研末。生葱汁调，贴脐上，小便长而泻止。

泄泻暴利。 大蒜。捣，贴两足心，并贴脐中。

滞下门

痢疾，肛门肿胀如痔。 冰片。研末。乳调搽。

又方： 木鳖子、五倍子。共研。调乳敷。

下痢，肛痛不可忍。 熬盐。包，坐熨之。

寒痢。 桂末。填脐。

又方： 吴茱萸末。敷脐。

噤口痢。 苍术、甘草、陈皮、厚朴等分。为粗末。布包在肚上熨之，逼药气入腹。

又方： 大田螺二枚，捣烂，入麝香三分。作饼，烘热。贴脐间半日，热气下行，效。

又方：烧饼一个，切作两片，挖空，纳木鳖子净仁，研泥六个。烘热，覆脐，互换。

毒痢噤口。水蛙一个。并肠肚捣碎，瓦烘热，入麝香五分，作饼。贴脐上。

小儿噤口痢。大蒜。捣，贴两足心，或脐中。

久痢脱肛。白龙骨粉。扑。

痢频脱肛，黑色坚硬。巴豆壳。烧炭，芭蕉自然汁煮，入朴硝少许，洗软，用真麻油点火滴于上，以枯矾、龙骨末掺肛头上，芭蕉叶托入。

痔门

凡痔。鸡、鸭、鹅、牛胆不拘何种。频搽，有效。

又方：五倍子三四个，皮硝一撮。水二碗，煎浓奈先熏后洗。

又方：蜒蚰一条，冰片五厘，胆矾二厘。和，化蜒蚰水，点之即缩上。

痔疮。槐根或桃根，或萝卜，或冬瓜，皆可。煎汤，频洗。

又方：每登圊后，取冷水沃，频沃愈。

又方：蜒蚰。杵烂，搽。

又方：田螺。入冰片，化水。点之。

又方：皂矾、矾红等分。为末。对肛门疮口，将药贴着，坐片刻，如痛即去，痛止再坐数次。

痔疮有虫。蜣螂。生捣为丸。塞肛门中，引虫出。

痔疮有虫作痒，或如脓血多。槐白皮。浓煮汁，先熏后洗，欲大便，当有虫出。仍以皮为末，绵裹，纳下部。

痔漏。鲫鱼一条。去肠，入白矾令满，瓦上烧末。以鸡羽扫药，敷，效。

又方：啄木鸟。烧末。纳孔中，不过两三度，瘥。

下部漏疮。苦参。煎汤，日日洗。

痔漏疮痛。活鲤鱼鳞三五斤。绵裹，如枣形。纳入肛门，坐片时，痛止。

痔漏退管。白鸽粪一升。放罐内，以滚水冲入罐中，乘热，病人坐罐口熏之，要坐久忍痛。

治瘘。冬瓜藤。浓煎汤。熏洗，愈。

内痔落下。大团鱼头一个。火煅为末。搽痔上，即刻收。

外痔疼痛，坐卧不得。大田螺八九个。将针挑开靥盖，入冰片、白矾末少许在内，以田螺尖埋土中，令其盖仰上，经一宿。螺水以鸡毛搭痔上。

外痔长寸。槐花。煎汤频洗，并服之。

翻花痔疮。木瓜。为末，以鳝鱼身上涎调贴，以纸护住。

鸡冠痔。黄连末。敷。加赤小豆末尤良。

女阴门

阴宽。肥皂子，浸，去黑皮，用其白肉，加白及、五倍子、蛇床子、石榴皮、甘松、山奈、龙骨。煎浓汤，日日熏洗。宽而冷者，加石硫黄煎。

阴冷。干姜、牡蛎各一两。为末，火酒调稠，搽两手上，揉两乳。

又方：母丁香末。纱囊盛，如指大，纳阴中。

又方：川椒、吴萸为末。炼蜜丸，弹子大。绵裹，纳阴中。

阴痒。鸡肝或猪肝。炙熟，切一长条，插入阴户内，过一夜，次早取出，数次愈。

又方：桃仁。杵烂，绵裹塞。

又方：小蓟。煮汤，日洗三次。

又方：蛇床子一两，白矾二钱。煎汤，频洗。

阴痒不可忍。杏仁。烧灰。乘热绵裹，纳阴中，日再易。

阴户内生疮作痒。活蚌一个。剖开，将有肉半个，手拿对阴户一夜，次日又用一个。

阴肿。羌活、防风。煎汤，熏洗。

又方：葱白。研膏，入乳香末，拌匀。敷患处。

又方：甘菊苗。捣烂，煎汤，先熏后洗。

阴肿痛。生地、当归、川芎、白芍、乳香等分。捣成饼，纳阴中。

阴肿或生疮。枸杞根。煎汤，频洗。

女肿不下，小户嫁痛。冬青叶、小麦、甘草等分。

水煎洗。

产后阴肿。萝卜。煎汤洗，效。

又方：莲蓬壳。煎洗。

凡产后女阴病。并载产后门。

阴痛。枯矾、甘草等分。为末。棉裹，纳阴中。

又方：青布裹炒青盐，熨。

阴挺。用飞矾六两，桃仁一两，五味子、雄黄各五钱，铜绿四钱。共研细末，炼蜜为丸，每重四钱，即以方内雄黄为衣。坐入玉门内即愈，甚者不过二次。

又方：藜芦。为末。猪油调涂，日易。

又方：茄根。烧末。油调纸上，卷筒纳入，一日一易。

又方：冰片五钱，铁粉一钱。水调涂。

妇人阴挺出，下脱。桂心、吴茱萸各一两，戎盐二两。并熬令色变，研末。绵裹如指大，纳阴中，日再易。

茄子疾生。枳壳。为散。煎汤熏洗，仍用绵包枳壳渣，纳阴中。

阴脱。蛇床子五两，乌梅十四枚。煎汤，日洗五六次。

妇人阴下脱若肚。先以淡竹根煎汤洗。再用五倍子、白矾末掺，效。

阴烂。煅牡蛎、飞滑石各三钱，陈蚌壳（煅）二钱，人中白（煅）一钱，龙骨（煅）钱半，冰片二分。共研末。掺之。

阴户臭烂。熟乳香、冰片、珍珠末、象牙末、儿茶各三分。搽。面粉一两（煅），鹅黄色墙上白螺蛳壳（煅，净末）一两。共研细末。先用米泔水煎，入雄黄三钱，淋洗患处，然后上药，效。

阴户虫痒。杏仁。烧存性。研烂，绵裹，纳入。

阴中有虫，痒且痛，目肿身黄，欲得男子，漏血下白，少气思美食。一尺长鲤鱼。去头、肉，取骨，捣末，熬黄黑。以猪脂和，绢袋盛，纳阴中，抵痛处。

阴蚀。猪肝。煮熟，削如梃，钻孔数十，纳阴中，良久取出，内有虫，另易一梃，虫出尽，愈。

又方：肥猪肉。煮汁，频洗。

阴䘌。甘草、干漆各三钱，黄芩、川芎、当归、生地各二钱，炙鳖甲五钱。煎汤，频洗。

又方：桃仁一钱，雄黄、苦参、青葙子、黄连各二钱半。研末，生艾汁丸，小指大。纳阴中。

阴伤出血。五倍子。研末，掺之。或加血余、黄连、白矾灰亦妙。或以青布烧灰、血余等分。研，敷之。

又方：蛇床子。研末。绵裹，纳阴中，立效。

女童交接，阳道违理，血出不止。烧发并青布末。为粉，涂。

又方：赤石脂末。掺。

女人交接，阳物违理及他物所伤，致血流漓。釜底墨、断壶卢。涂药纳之。

阴疮。陈蚌壳（煅），儿茶，轻粉，飞滑石，人中白（煅）三钱，枯矾、龙骨（煅）各一钱，冰片三分。共研。麻油调搽。

又方：桃叶。杵烂，棉裹，纳阴中。

阴疮烂痛。杏仁。烧黑，研膏。敷。

妇人阴户内生疮，痒痛难堪。鲜猪肝。切成条，于香油中微烫过，抹樟脑、川椒末，插入，引蛆虫，候一时辰，取出再换。

女子初生无前阴者。以金刀或银刀割开外膜，即愈。

女子初生前阴膜鞔如鼓，虽有小孔通溺，碍于人道，名曰鼓女，又名实女。幼时用铅作铤。日纴之，久久自开，无异常人。

求嗣门

无子者。虎鼻。悬门上一年，取熬作屑。与妇人饮，便生贵子，勿令妇知，知则不验。

又：已有子，悬于门上，令生男。

始孕，转女为男。雄黄一两。绛囊盛，带妇人左臂，或系腰下，百日去之。

又方：萱草，即宜男草。妊妇佩之。

又方：雄鸡长尾。拔三茎，置孕妇席下，勿令知之。

胎孕门

保胎法。井底泥。和入灶心土，敷脐下。或加青黛。

胎前病热。未放荷叶（焙干）五钱，蚌粉二钱半。新汲水入蜜调，涂腹上。

胎前病寒，恐损胎。伏龙肝。研。水调，涂脐方寸，干再上。

胎前患霍乱，胎不安者。井底泥。敷心下及丹田。

妊娠转胞，尿闭胀急。令产婆香油涂手，自产门入，托起其胞，则尿出如注。

又方：葱白。细切，和盐，炒热。熨脐下，立通。

母病欲下其胎。生附子末。醇酒和，涂右足心，胎下，速去之。

又方：独根土牛膝。涂麝香，插入牝户中。

临产门

将产前。井华水服半升，不作运。

横生难产。两手各握滇南槟榔二枚，恶水自下。

手足先出者。以盐半分，多则恐上冲心，涂儿手心或足心，仍抹油，轻轻送入，推上扶正，待儿身转即顺矣。

逆生儿，脚先出。取其父名书儿足下，即顺生。

盘肠生，子肠先出，产后不收者。以半夏末频搐鼻，即上。

娩时肠出，俗名盘肠。生麻油润，大纸捻点火吹灭，以烟熏鼻。

又方：浓煎黄檗汤，浸其肠。

胞衣不下。葱白。煎浓汤，熏洗下部。

又方：草纸。烧烟，熏母鼻。

又方：鲜荷叶。浓煎，洗下部。

又方：伏龙肝末。醋调，纳脐中。

子死腹中及胎衣不下。本妇鞋底。炙热，熨腹上下二七次。

生胎欲去。牛膝一握。捣，以无灰酒一盏，煎七分，空心服。仍以独根土牛膝涂麝香，插入牝户中。

下胎。生附子。为末。醇酒和，涂右足心，胎下去之。

死胎不下。蓖麻仁三粒，巴豆仁四粒，麝香二分。同研成饼。贴产门上交骨，其胎立下，即安。胎至足月，临盆久而不下之难产亦可贴，而即产但勿用之，稍早恐有揠苗之害也。

又方：牛屎。热涂产母腹上、脐下。

产后门

儿出即晕迷不语。急用银针刺眉心，得血即生。再为服药。

产后血运，不省人事，极危殆者。韭菜。入有嘴瓷瓶内，煎热，酢沃之，便密扎瓶口，以瓶嘴向产妇鼻孔，令酢气透入。

产后晕厥。生半夏末。冷水和丸，如豆大。纳鼻中，灌以热童溺，熏以醋炭，效。

产后血运。铁器。烧红，更迭淬醋中。就病人之鼻，熏之。

产后肠出不收。枳壳。煎汤，浸之。

又方：大纸捻蘸香油点灯，吹灭，以烟熏鼻中。

又方：半夏末。搐鼻中，取嚏。

产后阴脱。以温水洗软，用雄鼠粪烧烟，熏之。

又方：硫黄、海螵蛸各五钱，五倍子二钱半。研。敷。

产后脬坠。黄连、狗脊、五倍子、泽兰、枯矾各一两。为末。煎汤洗，乘热轻托入。

产后子宫坠。先用淡竹根煎汤，洗净；次用五倍子、青矾，为末，糁。

产后舌出不收。丹砂。敷之。暗掷盆碎，堕地作声，惊之自收。

产门不闭。石灰。炒热，淬汤，熏。

产后阴肿痛。桃仁。细研。涂。

又：产后阴肿。载女阴门。

产门受风，红肿作痛。葱白。杵烂，入乳香末，烘热贴。勿洗去。

产门受伤，由儿大，或收生不妥，或天时暑热，以致产下即肿而疼。蚌肉。湿草纸包，煅，研末。掺。

产后腹中痒。箭竿及镞。安所卧床席下，勿令人知。

产后肠中痒，不可忍。以针线袋安所卧褥下，勿令人知。

产后燥热，阴翻，遂成翻花。泽兰四两。煎汤，熏洗二三次。再入枯矾煎洗。

产后溺闭不通。橘红二钱。为末。空心温酒下。

产后衄血，血崩。急取绯线一条，并产母顶心发两条，紧系产母手中指节。

小儿初生门

小儿初生，断脐带。以艾绒为燃，麻油浸湿，熏洗脐带至焦，方断，束脐用厚绵软帛束紧，勿令沾湿，浴不宜早，浴汤中用猪胆汁一枚，可免众疮。

小儿断脐。用清香油调发灰敷。湿者干掺，可免惊风等症。勿误用灯中油。

小儿生下。益母草。煎汤洗，一世少疮疥。

小儿初生不能发声，不可断脐。将胞衣火炙令暖，送气入儿腹。另取猫，青布包裹，拿住在儿耳边，以齿隔布咬猫耳，猫大叫，儿即开口。

又方：以葱白茎鞭之。

小儿初生，白膜裹舌，或遍舌根。可由指甲刮破令血出，以烧矾末半绿豆许，敷之。若不刮破，其儿必哑。

小儿初生无皮。泥地上卧一宿即生。冬月以白米粉燥扑之，候皮生乃止。

小儿胎毒。草房上青苔。焙干，研末。麻油调敷。

胎毒、胎疮。胭脂、胆矾、黄檗、东丹等分。研末。菜油调搽。

又方：水边柏树根白皮。晒，研。入雄黄末少许，生油调，搽。

小儿初生，两目红肿，赤烂不开。以蚯蚓泥杵。涂囟门，干则易之，三次必愈。

又方：生南星、生大黄等分。为末，醋调，涂儿两足心。虽月外亦可用。

小儿初生，惊风欲死。朱砂。磨新汲水，涂手足心。

母有娠，乳儿有病，如疟痢，他日亦相继腹大，或发或瘦。以红纱袋盛夜明砂，与儿佩。

四肢门

手足心肿，乃风也。椒、盐末等分。酢和敷，良。

四肢冷，曰厥逆，有寒厥，有热厥，寒症。用硫黄、白芥子末填脐。

热毒攻手足，赤肿焮热，疼痛欲脱。煮马屎与羊屎汁，渍之，日三度。

手足麻木，不知痛痒。霜后桑叶。煎汤频洗。

手足筋吊以及麻木。以木瓜携握践踏，口中亦念木瓜二字，即愈。

手足皱裂。生白果。杵烂，涂擦。

手足骨节脱出。以韭菜一握（燥，炒半熟），盐少许。捣极烂，乘热遏患处，以布缚好，一夜即愈。

手足冻疮痛者。橄榄核。烧末。用香油调涂。

又：老丝瓜。烧灰。和腊猪脂，涂。

病后遗毒，四肢红肿。黄檗末。蜜调涂。

又方：田螺。同盐捣，敷。

又方：马齿苋。捣，敷。

又方：羊屎、马屎。煮汁，渍之。

遗毒四肢，为热流注。醋湿纸贴。再炒盐，青布包，熨之。

遗毒四肢，为冷流注，肿而不赤，寒湿未尽也。紫荆皮、独活、白芷末。葱调，热敷。

臂门

臂膊脱骱。生地黄捣烂，摊纸上，掺木香末一层，再铺地黄泥一层。贴患处。

臂窍如针孔，骤溅出血，昼夜常流，面色洁白，身倦无气。炒甲片。研细。罨之，以帕扎住。

肩臂累累如赤豆者，为瘰疬。剥去疮痂，热酒和面，敷。

男妇大小腋、肋、臂、腿、腰等处，忽如火热，肿硬如石，痛不可忍，伛偻跼躅。急用糯米炊饭，少加食盐、葱管，共捣，罨一二次，过宿即松，其渣务倾河内。

手门

掌痛。椒、盐末等分。醋和，涂。

手背皲裂。生白果。嚼烂，涂。

又方：萝卜。煮熟，敷。

鹅掌风。艾汤。热洗

又方：豆腐泔水洗。

又方：鸽屎、白雄鸡屎。炒，研。煎水，日洗。

鹅掌风癣。雄黄、穿山甲片。火烧，熏数次。

手掌心生毒，名拓盘，又名擎疽。烂溏鸡屎。涂，效。

指爪门

指麻，不知痛痒者。霜桑叶。煎浓汤，频洗。

受水湿之气，毒聚不散，指痛木痒。蜒蚰。和银朱捣擦，效。

手丫指痛苦无奈。通草屑。为末，鸡蛋清调涂。

指肿痛防患毒。浆水。入盐，热渍之，冷即易。

手指掣痛。酱清。和蜜。温热浸之，愈乃止。

指缝搔痒成疮，血出不止。多年粪桶箍篾。烧灰。敷。

人指咬烂，久欲脱者。鳖甲。烧灰，敷。

刀剁手指。用真降香六分，荔枝核四分。烧灰存性，拌匀。将剁下指头用口含之，以唾津润之，将药敷上，用笔管或竹管两半个合捆直，外用布缚之，勿令摇动，七日可以全愈。如剁下三四日者，照此治之，亦妙。

指上疔疮。雄黄细末。和蜒蚰，捣烂。敷。

拍蟹毒，即手大指、食指间所生，俗名丫指。活蟹。打烂，涂。

蛇眼。芙蓉花或叶。取盐卤浸烂，涂。

蛇头疮。雄黄、蜈蚣、全蝎各一钱。共研。疮口开，入药在内，以小帛抹油拴住，干则频以油润。

天蛇头。用萝卜一段，挖空，入雄黄末三分。蒸半熟，套指上。

又方：蒲公英。捣，盦患处，效。

天蛇头，指痛，臭甚者。黑豆。（生）。研末，入蚕茧内，以指笼之。

指甲软薄者。白僵蚕。烧烟。熏之则厚。

妇人指甲内生疮，恶肉突出，日久不愈，名臭田螺。皂矾。日晒夜露，每以一两，煎汤浸洗。仍以皂矾末一两，雄黄二钱，硫黄、乳香、没药各一钱。研匀。搽。

代指疼痛。蚯蚓。杵。敷之。

代指，俗名瘑爪。乌梅。入醋，研。浸患处。

又方：生鸡子。开一孔，将指浸之，浸三个，愈。

又方：忍冬藤、蒲公英。煎浓汁浸。

腿膝门

男妇大小腋、肋、臂、腿、腰间等处，忽如火热，肿硬如石，痛不可忍，伛偻跼蹐。急用糯米炊饭，少加食盐、葱管。共捣。罨一二次，过宿即松，其渣务倾鱼池或河内。

脚腿红肿，热如火炙。铁锈水。涂。

环跳穴及两膝，附骨等处，感受风寒湿气，皮上不热，色不变，漫肿无头，微觉痛，挛拘，不即治，变生贴骨等痛，难以收功。紫荆皮五两（炒），赤芍二两（炒），香白芷一两（晒燥，勿经火），石菖蒲一两五钱（晒燥，勿经火），独活一两五钱（炒，磨末）。好酒和葱五茎煎滚，调，搽。不必留顶，一日一换，肿消不痛为度。

流火。以大张海蛰皮包之，干则易。

又方：生煤炭。研极细末。醋调，涂之。

又方：朴硝、大黄、寒水石、牙皂。为末。鸡子清调敷。

又方：人中黄。研细。芭蕉根汁调涂。

又方：萝卜。煎汤洗之。仍以萝卜晒干，为末。铺袜内。

又方：马前子一个。以粗碗底磨水，用鸡毛扫遍，日扫五七次，立效。

又方：鲜紫苏、鲜凤仙花。洗净，连根叶捣烂，放木盆内，滚水冲入，将脚架盆上，熏至可洗，以软帛洗之，立愈。虽数十年者，不过三旧次，亦不发矣。

湿气烂腿。松香。入水，慢火煮一炷香，入冷水，候凝，换水再煮，如此八次，其毒已尽。研细末，猪脂捣烂，调匀，隔纸膏摊之。以有孔一面纸向患处贴，有脂流出。

足臁烂疮。韭地蚯蚓泥。干研，入轻粉，清油调敷。

脚胫烂疮，臭秽不可近。蜒蚰十条。瓦焙，研末。油调敷，效。

湿毒臁疮。炉甘石。童便制八九次。猪油调搽，效。

臁疮。马齿苋。煎，入黄蜡熬膏，涂。

又方：豆腐泔水熬成膏，涂。

又方：棉子。炒脆，取末。填满疮内，扎好，不可开，看自然痂愈。

又方：柿叶（烧灰），川椒（研末）。搽之。

又方：先以盐汤淋洗，用帛拭干。后以白糖霜、津唾涂敷。

又方：生豆腐渣。捏成饼。如疮之大小，先用清茶洗净，绢帛拭干，然后贴上，以帛束之，一日一换，疮渐小，肉渐平而愈。但勿落水。

又方：龟板（炙），炉甘石（煅）各三钱，轻粉二钱，冰片一二分。共研细末，麻油半杯，铜铫内熬滚，入白蜡、黄蜡各二钱，溶化，离火，将凝入前药末，搅匀。摊油纸，贴患处，以葱椒甘草汤洗，一日一换。

又方：黄牛矢（晒燥，煅黑）四两，烟胶末一两。共研细末。少加冰片，香油调搽。

又方：香油一两。铁杓煎，入黄蜡五钱，化开，用铜绿三钱，研细末，徐徐入杓内，作五十余次入。将铜钱锉末，另放碗内，将药倾入，冷定。将疮洗净，用毡一块如疮大，摊药于上，扎患处，一日一换，换时须洗净。

臁疮，用清凉药不效者。改用鹿角灰、乳香末。研匀，清油调敷。

臁疮不敛。葱、盐汤洗净，拭干，马屁勃末敷，愈。

臁疮生虫。小虾三十只。去头、足、壳，同糯米饭研烂。隔纱贴疮上，别以纱罩之，一夜解下，挂看有小赤虫，以葱椒汤洗净，再用旧茶笼内白竹叶，随大小剪贴，一日两换，待汁出尽，逐日煎苦楝根汤洗之。

臁疮溃烂。以盐汤洗净，用左草鞋洗净，烧为末，加轻粉五分，敷。

腿脚烂。鸭掌。烧，麻油调，抹。

臁疮，久不收口。鲜桑根皮一斤，生猪板油四两。捣作饼。将一饼贴之，每日一换，五六日后换生肌药。用赤石脂、乳香、没药、冰片、炒黄轻粉、煅过狗胫骨，麻油调涂。

多年臁疮。驴蹄，剔下足皮。或旧烂鞋底、牛皮末。麻油调。搽湿处，燥掺，验。或人脚下剔落皮，更妙。

骹肚疮。人乳、桐油等分。和，扫。

又方：贯众。煎洗。再用百药煎，研末，唾和围之。

腿肚生疮，初起如粟，搔之渐开，黄水浸淫，痒痛溃烂，遂致绕胫。酸榴皮。煎浓汁，冷定。频扫。

胫骨生碎孔，髓流出。载足门两足心凸肿条。

足趾门

脚暴软。赤蓼。烧灰，淋汁，浸之。再以桑叶。蒸，罨，愈。

脚冷难行，白酒或酒脚。盛大口甏中，灰火温之，渍脚至膝时，加灰火，勿令冷，三日止。

麻脚寒疹。两人各持姜渣一团。擦两手足心，两臂腿弯，前胸后背。

脚底木硬。牛皮胶。生姜汁化开，调南星末，涂，烘物熨之。

两足痛，如刀割，不红肿者。生姜。蘸香油擦，随用生姜烧热，捣烂敷。

脚底疼痛。用何首乌为末。以醋调和，敷在脚底，以熨斗烙之。

两足湿气作痛。用艾叶二两，葱头一握，（捣烂），生姜一两半。用布共为一包，蘸极热烧酒擦患处，以痛止为度。

脚跟肿痛，不能著地。黄牛粪。入盐，烘热罨之。

湿气脚肿。葱汤。日浸三五次。

毒热足肿。酒煮苦参汤。渍，痛即止。

脚肿痛。樟脑二两，乌头三两。为末，醋糊丸，弹子大。每置一丸于足心下，微火烘之，衣被围盖，出汗。

脚肿冷痛。草乌头三个。去皮脐，为末。醋调，贴。

水乡农人多患脚气，一肿不消，与寻常脚气发过肿消者迥异。杉木刨花。煎浓汤，入朴硝一两，频洗。又以蓝布浸盐卤束。

病后足肿。狗脊草。煎汤浸洗。

夏月趾肿，不能行走。九月收茄根。悬檐下，夏日煎汤洗。

脚心肿痛，因久行久立所致者。水和蚯蚓粪，厚敷，过夜愈。

脚气，不论男女。濯足宜频，濯时水中宜加入盐卤一盏。终身用之，可免一切足疾。以卤能去一切风火、湿热、垢浊，而润皮肤，舒筋骨，真妙法也。

脚气。甘遂末。水调敷。内服甘草汤。常以杉木或萝卜煎汤洗，可除根。

脚气疼痛。每夜盐擦腿膝至足甲，淹少时，以热汤泡洗，验。

脚气肿痛。黄豆、茄树根。煎水洗。

脚气上冲。大田螺。杵烂，敷两腿上。

脚气冲心。白槟榔十二个。为末。分二次，热童便下。外用附子末。盐、卤调。涂涌泉穴。

又方：白矾三两。水斗半，煎沸，浸洗。或加杉木片二两。

脚气并寒湿。用老杉木油节。煮汤，入水桶内，先熏后洗，即愈。

脚气筋挛。以木瓜切片。囊盛。日践踏之。

足上转筋。故绵浸酢中，甑蒸。热裹，冷即易，勿停。

脚气脚汗。用萝卜煎汤洗。

脚多湿汗。杨花。著鞋袜内。

尸脚坼裂。鸡屎。煮汤，渍半日，瘥，止。冬夏皆须此法。

脚坼裂破，凡冬月患此，行步疼痛。用汤洗净，拭干，将黄蜡一两，溶化，入松香末三分。用少许安刀上，滴入坼中，即愈。

足烂如蚁窝。鹅掌皮。煅末，掺之。

脚跟孔深半寸许，有水流出，其痛异常。人中白。煅，研。掺之。

女人脚踝臁上受湿气，起白泡，痛腐。乌桕树嫩叶。水浸软。抹，燥贴。

足跟疮。盐浆水温洗，后以白术研细。掺。

脚面生疮不收口。松香、枯矾、杉木灰各一钱。为末。麻油调敷。

脚上臭疮。熟鸡子黄一个，黄蜡一钱。煎油，涂。

脚肚生疮，初起如粟，搔之渐开，黄水浸淫，痒痛溃烂，遂致绕胫，而成痼疾。酸榴皮。煎汤，冷定。日日扫之，愈乃止。

两足心凸肿，上生黑头疮，硬如钉，胫骨生碎孔，髓流出，身发寒颤，惟思饮酒。此是肝肾两经，冷热相吞。炮川乌头末敷。内服韭子汤。

脚背生虫。草纸。烧烟，久熏，虫自出。

脚蛀。生豆腐渣。捏成饼。先用清茶洗，然后贴上，一日一换则愈。

瓷锋嵌脚。白果肉。浸菜油中，年久愈佳，捣敷患处。

钉鞋打伤足跟。载跌仆伤门。

脚茧，切勿刀剃。以荸荠去皮。生擦茧处，久之自愈。

远行足跰。旧草鞋。浸溺桶内半日，以新砖烧红，取草鞋放红砖上，以脚踏之，令以火逼溺气入内，即消。

又方：水调半夏末。涂过夜。

远行足跰起疱者。水调生面。涂一夕。

行远路足底起泡。萝卜子。炒，研末。和白矾末，铺鞋底，行远路永不作痛。

远行人息足时。宜浸足于溺桶中，可免诸患。

脚发背初起。甘草、盐、卤。煎汤洗即消。

农家粪浇地上烈日晒，逼足行于此，受热气之毒，足趾肿痛，似溃非溃，俗谓惹肥，又名乌茄疗。鸭毛。煎汤，和皂矾，洗。

穿窄履而生肉刺，足指碍痛。以大枣肉。杵。贴，候烂剔之。

嵌甲。胡桃肉皮。烧灰。贴其肿痛者。知母。烧末。掺。

嵌甲，痛不能行。橘皮。煎浓汤。浸良久，甲肉自离，轻手剪去，以虎骨末敷。

足指甲入肉作疮，不可履。矾石。烧灰。敷。蚀恶肉，生好肉，细割甲角，效。

甲疽。陈皮。嚼烂。贴，干即易。

又方：黄檗、乌头尖等分。研。洗净，敷，贴。

鸡眼肉刺。卤汤浸濯，刮去一层，木耳浸软，贴，消烂不疼。

鸡眼。荸荠半个。贴患处过夜。次晚再贴，五六夜，其患连根脱出。

又方：葱。剖开，将有汁沫一边，贴其上，包好，数次自消。

脚趾脱疽，渐上至膝，色黑内陷，痛甚，逐节脱落。土蜂房。煅，研末。醋调搽，愈。

脱脚伤寒。载伤寒门。

脚趾缝丫感受潮湿水气，红赤肿痒，搔之疼痛，烂腐难行。乌桕树嫩叶。水浸软，抹，燥嵌，贴脚丫内。

脚趾缝痒烂。用铜绿末敷。

又：白烂者。鹅掌黄皮。烧，研细末。敷。

脚趾湿烂。蚌蛤粉。干搽。

脚桠烂。用荆芥叶捣烂。敷。

又方：以干茶叶。嚼细，敷，松萝更佳。

脚缝搔痒成疮。以多年尿桶烧灰。敷。

趾溃。芒硝。煎汤，洗净。以乌梅核中仁为末，醋调，涂。

又方：猪脂。调蚯蚓粪，敷。

风门

重伤风。鹅不食草。研，吹鼻，涕泪出即清爽。

风寒作痛。橘叶、老姜、葱头不拘多少。和酒炒热，布包，频熨患处。

风热发热。前胡、牛蒡、桑叶等分。煎，熏之。

中风门

中风牙噤。白梅肉、南星末。擦。

暴中风，卒倒，痰涎壅盛，牙关紧闭。巴豆。纸裹皂角末为捻，熏鼻，吐痰即醒。

中风昏厥。皂荚末，或半夏末，或细辛末。吹鼻。

又方：生姜。擦头，即醒。

凡中风昏迷，口噤。用皂荚末。吹入鼻中。

中风，口眼㖞斜。取大鳝鱼。以针刺头上出血，左斜涂右，右斜涂左，正即洗去。

又方：皂荚。去皮，为末，醋和。右歪涂左，左歪涂右。

又方：南星末、皂荚末。加醋，鸡冠血调和，贴。

半身不遂。蚕沙二石。蒸熟，装三袋，以一袋炒热，著患处，冷即轮流易之。

寒门

感冒寒邪。令两人各持姜渣一团。擦两手足心、两臂弯、前胸后背，得汗解。

发散寒邪。胡椒、丁香各七粒。碾碎，以葱白杵膏，和涂两手心，合掌握定，夹于大腿内，侧卧，温覆取汗。

寒湿气。白芥子。研烂，陈醋调，摊双皮纸上，做夹纸膏，以针刺密孔。先将新棉花薄铺一层放患处，后将夹膏贴棉上，片时即似火燃，热过揭去。

中寒，腹痛吐利，唇青面黑，身背强，四肢冷，脉沉细，咽喉不利。食盐一斤。炒焦大热，布绢两重作囊包盛。熨阴脐间，冷即易。

伤寒门

伤寒阳毒热症。癞团。破腹，覆胸。

伤寒阴毒寒症。剖鸡。烧酒喷之，以覆胸口。

伤寒不汗。胡椒、丁香、葱白。捣，涂两手心，夹两腿内侧，卧勿动，取汗。

伤寒直中三阴经，初无头疼发热，而面㿠白，肢冷，小腹绞痛者。吴茱萸二两五钱。酒拌蒸，绢包熨脐下、足心。

夹色伤寒，即阴证，由房后感寒食冷而得，肚痛面青者。滚水冲鸽粪一升。熏被盖，睡。

又方：雄鼠屎两头尖者。醋丸。纳脐中。

阴证伤寒，腹痛厥逆。芥菜子。研末。调贴脐上。

伤寒舌出。巴豆霜少许。纸捻卷。纳鼻中。

又方：梅花片脑半分。为末。糁。

阴证阴缩。露蜂房。烧，研末，葱丸。包于阴口。

热症、肝热亦能阴缩，此方审用。

发狂。炭火一盆。将酢一碗沃火内，使烟气冲入病人鼻中，又以凉水噀面。

脱脚伤寒。溺桶砂、樟木屑、陈小粉。醋调。敷热痛处，效。

大病瘥后多虚汗。龙骨、牡蛎、麻黄根等分。为末。粉身。

暑门

热行道路，自觉头目闷昏，不能支持。速伏道上，口鼻向上，效。

中热暴昏。大蒜。捣烂，调冷水，以匙挑灌鼻中。

又：中暍、热暍。分载暴死门。

中暑挟虚昏绝。沉香、檀香。烧，熏，令气满室，达窍即醒。

湿门

寒湿气。载寒门。

凡湿，以尿赤口渴为湿热，尿清不渴、身体冷痛为寒湿。如湿热凝结，头面滞重。赤小豆。搐鼻，出水。

湿热凝结，肚腹肿胀。赤小豆。敷脐，行水。

温热门

热病神昏。铁器。烧红，更迭淬醋中，就病人之鼻，熏之。

瘟疫门

辟疫邪。用皂荚、苍术。焚烟。

天行瘟疫。取初病人衣，甑上蒸过，则一家不染。

凡人欲近病者。明雄黄或苍术。口中细嚼，涂擦鼻内，常有药气，自然不染。

鼠疫生核。用病人床上臭虫十余枚。加紫苏、砂糖同捣如胶，以银针在核上刮出红色，敷上即消。他床上臭虫亦可用。

鼠疫结核。用山慈菇三钱，青黛一钱，生黄檗钱半，浙贝钱半，赤小豆二钱。共研细末。调麻油，涂。

又方：劈旧旱烟杆内烟油。涂核。

又方：莲须、葱头。捣烂，加雄黄、冰片调涂。

虚劳门

传尸、伏尸皆有虫。令病人仰手掌，以帛覆其上。烧乳香，熏手背，良久手背上出毛，长寸许，白而黄者可治，红者稍难，青黑者即死。

诸疳门

小儿疳疮。嚼芝麻。敷。

又方：铅粉末。猪油调搽。

又方：生嚼栗子，敷。

小儿诸疳，遍身及面上生疮，烂成臼，如大人杨梅疮状。蒸糯米甑蓬四边滴下气水，以盘承取，扫疮上，效。

小儿口疳。蔗皮。烧，研。掺。

又方：鸡内金。烧灰，敷，效。

牙疳。铜绿、杏仁、滑石等分。为末。擦。

又方：芦荟、青黛、黄檗、雄黄等分。为末，加麝香少许。掺，贴。

又方：五倍子。开一孔，去穰，以芦荟末填满，更入生蟾酥少许。厚纸面糊好，煅，放泥地，去火气，以雄黄、麝香各少许，共研末。每用少许掺，咽津无妨。

牙疳。以象牙屑、廉珠各三分，飞青黛六分，梅花冰片三厘，土墙上蟢子窠二十个，西牛黄、人手指甲各五厘。共研细粉。吹患处，虽濒死者可救。

走马牙疳。尿桶中白。焙干，为末，入冰片少许。揩牙，效。

又：鸡肫皮不落水者五枚，枯矾五钱。研。搽，愈。

邪祟门

客忤。以绵渍好酒中。须臾置病人鼻间，挤汁入鼻中。

小儿犯客忤，发作有时。以母月衣覆儿身上。

又方：菖蒲汁。纳口中。

中恶。葱心黄。刺鼻孔，出血，愈。又使人尿其面上可愈。

鬼击病。吹酢少许入鼻中。

鬼魇不寤。伏龙肝末。吹鼻中。

女人与邪物交通，独言笑，悲思恍惚。雄黄、松脂、虎爪末。火笼中熏，令病人坐其上，以被蒙盖，惟出头目。

五绝门

压、缢、溺、冻、魇五绝。两人以竹管吹耳。

又方：生半夏末。吹鼻及耳。

自缢。勿断绳放下，用皂角末、细辛末吹鼻。

又方：葱心。刺鼻出血，男左女右。

冻死及落水冻死者，但胸前有微热，即可救活。急须脱去湿衣，换好人贴身热衣包之，不可令其近火，须用布袋盛炒热炉灰放在心口，如冷即换热者，待开眼，以温酒姜汤灌之。如不醒，以艾灸门牙缝，声喊即活。若不先温其心口，急用火烘，必死无救。

又方：炒灶灰。布包，敷心上，可以急救。

溺死。灶中灰两石余。以埋入至足，留头，水出七孔即活。

溺死一宿者，尚可救。捣皂荚，帛裹。纳下部。须臾出水即活。

卒堕颠压倒打死，心头温者可救。将本人如僧打坐，令一人将其头发控放低，用半夏末吹入鼻内，如活，却以生姜汁，香油打匀。灌之。

卒魇不醒。韭汁。灌鼻孔中。剧者，并灌两耳。又分载暴死门。

鬼魇不醒。皂荚。为末。如大豆许吹鼻中，得嚏气通，起死回生。

卧忽不寤，勿以火照之，杀人。但痛啮大拇指际，而唾其面则活。再取韭汁吹鼻孔，冬用韭根汁灌口中。

又：雄黄。捣细末。吹入鼻中。

痈疽门

痈疡初起，焮赤肿痛。花粉、赤豆等分。醋调，围之。

又方：木芙蓉花叶根皆可用。杵烂，干者研末，蜜调。围之，中间留头，干则频易。初起即消，已成即脓聚而溃，已溃者易敛生肌。或加赤豆末同围，功更大。

痈疽、发背，初起未成者。苧根。熟捣，敷，日夜数易。

肿毒初起。醋或猪胆汁磨墨。厚涂。

又方：灶心土。捣蒜和，敷。

又方：捣大蒜。加麻油，厚敷，干则易。

又方：马齿苋。捣敷。

又方：木芙蓉花或叶或皮。捣，敷。

初起敷肿拔毒。金银藤（大者，烧存性）、叶（焙干为末）各三钱，大黄（焙为末）四钱。以水酒调，搽四围。

毒生要害。以雄黄（飞面）、蚯蚓屎。共研细。醋调，涂，渐渐逼近，毒即移过要害处。

又方：以藤黄、银朱等分。醋和。敷毒之半圈，即移他处出毒。

痈肿。豌豆。研末。涂。

又方：未成脓者。耳垢封之，即散。

痈疽未肿。米酢和蚌蛤灰。涂，干即易。

一切痈疡。麦粉陈久者。炒焦，醋熬成膏。涂。

又方：浸胖大黄豆。研，涂。

又方：赤小豆。生，研，入苎根杵匀。鸡子清调敷。

又方：莸莱。捣，敷。未成即消，已成即毒散。

又方：赤小豆四十九粒。为末。和鸡蛋白、野苎根，敷。

痈疽发背。生地、与归各一两。麻油二两，煎至枯黑，去滓，白蜡溶化，搅匀，贴。

无名肿毒。小粉。铜锅炒淡红，勿使焦黄，随摊地下，去火毒，收入瓶，勿泄气。麻油调敷，已破者干掺。

又方：鲜桑枝火热向患处，熏。

又方：葱白。和生蜜，捣烂，涂。此二物相反，勿入口。

又方：用生豆腐渣。于砂锅内焙热，看红肿大小，量作饼子。贴之，冷即易，以愈为度。

又方：烟管中油。涂之，立散。

又方：野苎根捣汁。醇酒和服，渣敷，患处露，盖被出汗，即出脓水而愈。虽发背、对口亦可治。

又方：大芋头。生，杵烂。敷之。

又方：龙眼核。为末，水调，涂之。

一切奇疡恶毒。生肥皂。去子弦及筋，捣烂，入醋和，敷。

无名恶疮，不识名者。用死蜣螂。杵汁，涂。

多年恶疮。铅粉、朱砂等分。为末。蜜和，涂。

又方：诸药不效。马齿苋。捣烂，敷。

疮肿焮热大痛。以大黄末醋调，敷之。燥即易，验。

痈疡，不论已成未成。牛皮胶。水渍软，当头开孔，贴之。未脓自消，已脓溃出。

痈成不溃。雀屎坚硬者。酒调，涂之，即破。

疽毒深远，脓难直取，或患人畏用刀针者。脓熟时，以驴蹄皮（炒），荞麦面各一两，草乌（去皮）四钱。共研匀，加食盐五钱，水调和成薄饼，瓦上炙微黄，再研细，醋调，摊纸上。贴患处，脓即从毛孔出，或从涂药旁另溃一孔而出。

疮久不愈。枣膏三升。煎水，频洗。

积年恶疮、反花疮、漏疮不瘥者。牛蒡根。捣，和腊月猪脂，日日封之。

又方：多年石灰。研末，鸡子清和成块，煅过，再研，姜汁调，敷。

温毒外肿。水仙花根。剥去老赤皮与根须，入石臼捣如膏。敷肿处，留孔出气，干即易。以肌肤上生黍米大小黄疮为度。过敷则痛甚而烂，以大黄、黄连、黄檗各一两，乳香、没药各五钱。为末。细茶汁调敷。

诸疮肿痛。杏仁。去皮，研，滤取膏，入轻粉、麻油调搽，效。

湿毒成疮。梧桐子。烧灰，和菜油涂。

疽毒自脏发，外不焮赤肿，阴证也。独蒜。杵烂，麻油和，厚敷之。

疽毒不起。极细铁屑。将好醋煎二三沸，捞醋中铁屑铺于患处，将上好活磁石一大块，频频吸之。

阴疽。艾叶一斤，硫黄、雄黄各五钱。煮半沸，捣烂，候温敷，冷再易，知痛可生。

诸疮溃烂不愈。木耳（焙干，研末）、白砂糖等分。用温水调敷。

疮烂成孔。糯米甑上气水。以瓷盘承滴，频搽。

痈疽、发背大如盘，臭不可近。桐叶。酢蒸，贴上。退热止痛，渐渐生肉，极验。

溃痈作痒。以盐摩其四围，即止。

一切痈疽、金疮，破烂生蛆，诸药不效者。用海参切片，焙干，研。敷。蛆皆化黄水流出，再用生肌药收口即愈。

诸疮生蛆。绿矾。研末，掺，生麻油渣贴之，绵裹，当有虫出。

诸疮成管。大蒜梗。烧灰。搽，即脱。

痛疮胬肉。乌梅肉。烧，研。敷恶肉上，一夜可消大半。

胬肉不退。硫黄。研细末。敷上即退。再用泡过茶叶五两，乌梅三个。烧存性，共研。敷之，即收口。

挤脓用力太过，致胬肉如梅如栗，久不缩入，乃损伤气脉使然。大熟地（炒枯）一两，乌梅肉（炒炭）三钱。研细，掺膏药上。贴之，再用粉霜收口。

疽疮骨出。黄连、牡蛎等分。研末。先以盐酒洗过，敷。

疮久败坏成骨疽。剥鼠皮一块。贴肿上，即脓出。

附骨疽漏。蜣螂七枚。同大麦捣，敷。

骨疽脓出黑色。鲫鱼一个。去肠，入白盐令满，扎定，以水一盏，石器内煮至干焦，为末。猪油调搽，作痛忍之。

疮口干燥。以醋淬自然铜、白芷各二钱，黄连、白蔹各一钱，麝香少许。再以自死竹蘸豆油点着，以碗承取滴下油沥，调前药末。鸡羽蘸涂，脓汁自止。

长肉收口生肌。血竭、象皮、蚌壳灰、大贝母、龙骨各一钱，赤石脂、熟石膏各二钱，儿茶八分，乳香六分。研末。掺。

脓净不合。先以槐枝、葱白。煎汤洗。后用瓦松阴干，为末敷。

又方：浓煎枣汤。洗。再以鳖甲，煅，研，掺。

疮口不敛。丝瓜藤根。煎水。涂。

又方：鲫鱼。烧灰。和酱涂。

又方：石膏（烧，研）二两，黄丹五钱。掺。

又方：秦艽。为末。掺。

又方：经霜桑叶。研末。敷。

痈疽不敛，疮口太深。丝瓜。捣汁，频抹。

又方：敛疮生肌。黄檗末。面糊调涂。

痈疽不敛，不拘发背，一切疮。鳖甲。烧存性，研。掺，甚效。

眉疽。载眉门。

对口。活鲫鱼一尾。去肠、鳞，捣烂，加发垢四两，白蜜少许，搅匀，从疮外圈入，敷，须极厚，留孔出气。

又方：雄猪眼梢肉三钱。剁烂，加滑石末四钱，和匀，敷患处，顶上以膏药盖之，拔去僵肉，出黄水，愈。兼分载颈项门。

肺风疮。酒磨鹿角尖。浓涂，久之自愈。

肠痈。马蹄灰。以鸡子白和，涂腹上，拔气。

老鼠疮。用死猫头。烧灰，棉油调搽。

绕指毒疮，生手足指上。以活田螺一枚。生用，捣碎。敷，愈。

疮如人面。以小苇撬其口，煎贝母灌之。

误服附桂，必生痈疽，名曰附毒。勿取败毒凉药，任其腐溃。止用六一散，掺之，自腐去收功。

石痈如石，坚硬不作脓者。生商陆根。捣，擦之。燥即易，取软为度。

天行斑疮，头面及身须臾周匝，状如火疮，皆戴白头，浆水逐次随生，不急治必死。蜜水，通搽疮上。再以蜜煎升麻，拭之。内以芦根汤煮粥食。

疔门

疔肿初起。多年土内锈钉。火煅，酢淬，刮下锈末，入乳和。挑破，敷之。

又方：生煤一块。冷水磨少许。新墨蘸涂疔上。

治疔。用患者耳垢、齿垢、手足指甲屑。和匀，如豆大，放茶匙内，灯火上炙，少顷取作丸。将银簪脚挑开疔头，抹入。外用棉纸一层浸湿，覆之。

疔肿。丝瓜叶。挼贴。

疔毒。嚼生黄豆，涂。或烟管中烟油，厚敷四围，头留出，少刻，疔破出水而愈。

疔疮恶肿。田螺。入冰片化水。点疮上。

又方：黑牛耳垢。敷。

疔肿恶毒。刺四边及中心，以雄黄末敷，验。

又方：紫花地丁。捣汁，服，神效。

疔毒肿，不破则入腹。蝉蜕、僵蚕等分。为末，酢调，涂四围，候根出，拔去，再涂。

疔疮中风肿痛。驴屎或马屎。炒，熨疮上数十遍，效。

疔肿垂死。刺破疮头，入粪封之，干即易，一日除根。

鱼脐疔，四面赤，中央黑凹。腊猪头。烧灰。鸡子清调敷，日数易。

又方：葱白。蜂蜜杵，涂四围。

水疔色黄，麻木不痛，暗疔疮凸色红，使人昏狂。并以金或银三棱针，忌铁针，刺患处四畔，后用银杏去壳，浸油中，年久者，杵烂，罨。

面上生疔肿。大活虾蟆一只。划开胸前，取肝下，贴疔上。

疔生唇上。在大腿弯紫筋上委中穴，用银针刺出血。

又方：蛔虫。捣烂，涂，效。

手足间有黄泡，即起红丝一条，走入心腹，令人闷乱，名红丝疔，因大喜怒气血逆行。急用针于红丝所到处刺之，挤出恶血。再细嚼浮萍草根，敷之。

又方：**此疔多生臂肘间。**先用针挑断红丝，随将多年粪坑上碎木板煅灰，研细，饴糖和，涂红丝并疔四围，中间留头，疔即破出。

又方：烟杆中烟油。离丝三分敷，丝即不走。

羊毛疔。用猫尿灌耳，猫屎涂鼻尖。

鱼睛疔疮。枯矾末。寒食面糊，调贴，消肿无脓。

拔疔根。用银针挑开疔头，以苍耳草虫研末，掺膏药中心，对疔头贴，有水流出，疔根自拔，效。

又方：黄蟾酥。以面丸，梧子大。每用一丸，安舌下，黄即出。

又方：时鱼鳞。用手括下，不可见水，阴干收贮。用时以银针拨开疔头，将一片，银花汤浸软，贴上，清凉膏盖之，一宿揭开，其疔连根拔去。

又方：将银簪刺破疔头，用多年露天铁锈，研极细。三四厘，搽入孔内，膏药盖之。

疔走黄。松香、栗子。同嚼烂，以渣涂。

又方：看大眼角红筋，刺破见血，愈。

赤游门

赤游火丹。芭蕉根。捣烂，涂。

又方：新生荷叶。杵烂，入盐，涂。

又方：蜒蚰。捣烂，磨好京墨汁和，涂。

又方：冬青树叶。捣烂，和入鸡子清，敷患处，以绢缚一周时。

又方：生麻油。涂，浸，并饮之。

又方：水调芒硝末。涂。

又方：蓝靛。涂，效。

白游风肿。 螺蛳肉。入盐少许，捣泥，贴，效。

白游肿，簇上白。 自臭死蚕。捣，涂。赤游肿用赤者。

小儿黑丹。 青羊脂。熟摩病上，日三五度。如无青羊，白羊亦可。

赤黑丹疥，或痒或燥，遍身即死者。 白瓷末。猪油和。涂。

五色丹毒，俗名游肿，犯者多死。 以榆白皮末。鸡子白和，涂。

小儿两足赤游流火，如至小腹胸膛，多危。 用马兰头汁。冬季无叶，取根，捣绞汁。鸡毛蘸搽，燥则再换。如颈、项、腿、肋缝中溃烂，以此汁调飞净六一散。

小儿火丹发足趺，起正赤者。 寒水石、硝石各半两，莽草一两。水调涂。

火灶丹毒从脚起，如火烧。 五茄皮根叶（烧灰），五两。取煅铁家槽中水和涂。

又方：乳香末。羊脂调涂。

小儿火丹，发从两股起，及脐，走阴头。 李树根半斤。烧灰，为末。取田中流水调涂。

又方：桑白皮（切）一斗。水二斗，煮一斗，浴。

小儿丹发两膀里，尻间正赤，流至阴头，赤肿血

出。荠叶三两，赤小豆一合（煅），炉门上灰一两，青羊脂三两，葱白二茎（切）。和，捣膏，摩。燥则加水摩。

又方：蚕沙一升。水煮，去滓，洗。

丹从脐起。槟榔末。油调敷。

腋腰丹毒，青紫者。羚羊角。煅，研。鸡子清和，涂。

小儿丹初发两胁及腋下、腿上，谓之殃火丹。山栀子仁四两，生鲫鱼半斤。同杵如泥。每酢化少许，涂丹上。

丹发赤斑如梅子，遍背腹，名野火丹。雄黄、戎盐各半两。为末。鸡白调，频涂。

丹从背起，一宿成疮，名茱萸丹。赤小豆。为粉。粉之。如未成疮，鸡子白调敷。

小儿天火丹，从背起赤点。麻油五合，生鲫鱼半斤。同杵烂。涂丹上，干再易。

野火丹毒，从背上两胁起者。僵蚕二七枚。慎火草同捣。涂，效。

丹毒浸淫，走串皮中，名火丹。蛴螬。捣烂，涂。

火焰丹，毒从头起者。生葱汁，涂。

两颊赤痒，其状如痱，名头面风。杏仁。频频揩之。

遍身赤丹。羚羊角。烧灰。鸡子清和，涂，效。

身面丹肿，如蛇状者。以雨滴阶上苔痕水花涂在蛇头上，愈。

丹痒。韭汁。捣，入盐与香油少许，手摩热，于丹上揩。

小儿丹瘤。白芷、寒水石。为末。生葱汁调涂。

又方：水调地龙屎或青黛，涂。

小儿烂皮火丹。莲蓬（煅灰）、面粉、伏龙肝、柏末等分。研末。匀掺。

癜癞门

遍身风癞。浓煮浮萍汤，频浴。再以苦参片五两，好酒三斗浸，饮。

白驳，俗名癞花风，又名蛇皮癣。先以布擦透，后用醋磨石硫黄、附子。涂之。或硫黄、白矾。擦。

又方：皂角汤洗后，煎茵陈汤洗，洗毕，以醋调蛇蜕灰搽。若头面先起，渐长如癣。急用穿山甲片刮令痛，以炙热猪脂频擦。

白玷风。驴屎、姜汁等分。和匀，频洗。

蛇皮疮。柿子油。擦。

赤癜。醋磨知母。擦，日三。

赤白癜风。生姜。频擦之，良。

又方：胆矾、牡蛎粉各半两。生研。酢调，摩之。

又方：萝卜汁。调生矾末三钱。先以布擦损，涂之。

疠风，眉毛脱落。蔓菁子四两。炒，研。酢和，涂。

癣疥门

诸癣。五倍子（去虫）、白矾（烧过）等分。研末。湿者掺之，干者油调。

又方：生白果仁或姜黄。频擦。

又方：龙眼核。醋磨。涂之。

干湿二癣。东壁土。敷，效。

五种疮癣。韭根。炒存性，捣末。猪脂调敷，三五度瘥。

疮癣疼痛，初生者。嚼盐。频擦，妙。

虫癣。清晨采露水丝瓜叶七片。逐片擦七下。忌鸡、鱼、发物，效。

疥癣有虫。石灰。淋汁，洗。

又方：硫黄末。以鸡子煎香油，调搽，效。

又方：海桐皮、蛇床子等分。为末。腊猪脂调搽。

颈面花癣。真象皮。切片，醋蒸烊，搽之。

身面顽癣。铁锈。磨醋，擦。

牛皮癣。用旧牛皮鞋底。烧灰，存性，加轻粉少许，麻油调搽。

又方：醋炒椒角。抹搽。

又方：生驴皮一块。以朴硝腌过，烧灰。油搽。

又方：藜芦末。生猪油和。涂之。

鹅掌风癣。雄黄、甲片。火烧，熏之数次。

又方：豆腐泔水洗手一月。

小儿头疮，爬即延生为胎癣。葱盐汤洗净，后以桑中木蛀屑，烧，研，油和。敷。

癣蔓延成湿疮。芦荟一两，炙草半两。研末。先以温浆水洗癣，拭净，敷之，瘥。

干病、湿病、疥癣。鸡冠血。和黄连末，涂。

疥疮。猪胆、苦参。煎汤，常洗。

赤黑丹疥，或燥或痒，遍延即死。白磁末。猪油和，涂。

反花门

反花疮毒，初生恶肉，如米粒，破之血出，肉随生，反出于外。鹁鸽屎三两。炒黄，为末。温浆水洗后，敷。

反花恶疮，破之反出。马齿苋一斤。烧，研。猪脂和敷。

翻花疮。柳枝叶三斤。水五升，煎半，熬如饧。日涂三次。

又方：苍耳叶。捣汁，涂。

杨梅疮门

杨梅疮烂。古墙上螺蛳壳、辰砂等分，片脑少许。为末。擦。

便痈，俗谓左鱼口、右便毒，又统名曰骑马痈。牛皮胶。醋煮烊，涂。

又方：雄黄、乳香各一钱，黄檗一钱。共研。新汲水调涂。

又方：瓦松。研。鸡子清调涂。

鱼口便毒。鸡子清调腊肉油，涂。

阴头生下疳。先以大小蓟、地骨皮煎汤，洗净；再用黄檗、黄芩、宫粉、珍珠、冰片研细，敷之效。或鲜小蓟、地骨皮各五两，煎浓汁，浸之。极痛者，数日而愈。

瘿瘤门

血瘤初起。以薄棉花剪如瘤大一块，在鸡子清内浸湿，贴之，略干，仍以笔蘸鸡子清润之，勿断，四五日内即消尽。

腋下瘿瘤。长柄壶卢。烧存性，研末。搽，以消为度。

赘疣。生南星。研烂，醋调。先以针刺令气透，而涂贴。蜘蛛网缠赘疣，疣日消烂，验。

点痣。石灰一两。熬桑柴灰淋汁，熬成膏。刺破，点。

痣破出血。陈京墨（煅）、百草霜等分。罨。

血痣溃血，涓涓不绝，诸药不能止。用五灵脂为末。掺上，即愈。

痱疮天泡门

暑月痱疮。绿豆粉、滑石。和匀，扑。

又方：腊雪。收上瓶内，端午日放黄瓜在瓶内浸之，敷痱子，效。

热痱疮，遍身如蚕子。慈姑叶。阴干，为末。敷。

又方：黄瓜。切断。拂痱子上，即安。

两颊赤痒，其状如痱。杏仁。频揩。

身面赤肿，痒痛。茵陈。煎浓汁，洗。

又方：铁锈。磨水，涂。

身面热疮。榆白皮。研末。油和，涂。

遍体火疮，初起似痱，渐如水泡，热似火烧，疮色紫赤，不治杀人。芸苔菜，即油菜。捣汁，调大黄、芒硝、生铁锈等分，涂。

小儿热疮。荞麦面。醋调涂。

一切热疖。芙蓉叶、菊花叶。煎水，频洗。或捣烂敷，效。

鬓边热疖。猫头上毛、猪头上毛各一把，鼠屎一粒。烧，研。油调敷。

天泡疮。蚕豆壳。烧灰。水调敷。

又方：青黛、滑石等分。为末。马兰汁调敷。

天泡热疮。蓝叶。捣，敷。

天泡湿疮。花粉、滑石等分。为末。调搽。

又方：生百合。捣，涂。

又方：丝瓜汁。调蛤粉，频搽。

又方：荷花。贴之。鲜干并可。

又方：莲蓬壳。烧灰，研末。井泥调涂，效。

浸淫疮，不即治杀人。刺鸡冠血。涂，日四五次。

又方：生鲫鱼。切片，盐捣，贴，频易。

又：遍体者。新羊粪。绞汁，涂。

又方：胡燕窠中泥。研末。水和，敷。

湿疮浸淫。芦荟一两，炙草五钱。研末。先以豆腐泔水洗净，抹干，将末敷之。

浸淫疮，痛难忍，发寒热。刺蓟末。水调敷，干即易。

又方：鲫鱼。和豆豉杵膏。涂。

金刃伤门

金刃伤。龙眼核。剥去光皮，研细。掺疮口，定痛止血。

又方：荷叶。煅，研。敷。

又方：金疮流血者。陈石灰四两。拌大黄片二两，同炒至石灰银红色为度，去大黄，将石灰碾细。掺疮，即止血生肌。

又方：石膏。煅，研。敷。

又方：韭菜。石灰杵和，贴墙上，晒干，研末。掺。

又方：葱白。砂糖捣烂，封。

又方：鲜桑叶。杵烂，封。冬用桑根白皮。

又方：老蚕豆。磨粉，同白蜡调和成膏。贴。

又方：白僵蚕。炒黄，研末。敷。

刀斧伤。用苎叶末。掺。先于端午夏至日各采等分，晒干，霜降日磨末，备用。

又方：砖墙上陈石灰。研末。敷。

又方：白梅。捣，敷，血即止。

金刃伤，血出不止，必渴。宜忍之，或啖肥脂以解之。若饮必血溢。又忌冷水。金疮血出不止，冷水浸之即止。

又方：飞面。和白砂糖，罨。

又方：寒水石、沥青等分。为末。干掺。勿见水。

刀械杀伤，气闷绝。炒葱。遍敷，自醒。

破伤风。鱼鳔。煅，研细。每一钱，温酒下，外以自己小便频洗。

又方：南星、防风等分。为末。温酒下一钱。重者，童便灌二钱，外亦以此药敷，已死心口尚温者，亦可活。

又方：新宰猪肉。乘热，片贴，频易。

又方：鸽屎。研末。茶调涂。

金疮出血。紫苏。杵烂，敷。

又方：旧絮。烧灰。掩之，止血。

又方：白檀末。敷。并止痛。

破伤中风欲死。蜈蚣。研末。擦牙，追去涎沫，瘥。

疮伤风水，痛剧欲死者。牛屎。烧烟，熏令汗出，愈。

金疮内烂生蛆。皂矾。飞过。干贴其中。

刀伤久烂。生糯米。于清明前一日一换水，浸至谷雨日，晒干，研末。敷。

刀斧断指。真苏木末。敷之，外以蚕茧包缚完固，数日如故。

筋骨伤破。热白马屎。敷，无瘢。

又：其筋断者。枫香末。敷。

金疮肠出。小麦五升。水九升，煮取四升，绵滤取汁，待极冷，令病人卧席上，含汁唾噀之，肠渐入。噀其背，并勿令病人知及多见人，旁人语肠即不入。乃抬席四角，轻摇使肠自入，十日中勿惊动，但食干物。

又方：大麦粥汁。洗肠推入，饮米糜百日，乃可。

枪子入肉。南瓜瓤。敷之即出。晚收南瓜，浸盐卤中，备用亦良。

箭镞在咽，或刀刃在咽膈诸隐处。杵杏仁，敷。

瘢痕凸起。热瓦。频熨之。

竹木伤门

打伤青肿。炙猪肉。拓之。

杖疮已破。鸡子黄。熬油，涂，效。

竹木入肉。白梅。捣烂，罨。

又方：头垢。罨。

又针拨不尽者。人齿垢。封之，即不烂。

竹木入肉不出者。鹿角。烧灰，研末。水和，涂不过一夕，即出。

跌扑伤门

打扑损伤。绿豆粉。炒紫色，新汲水调敷，以杉木皮缚定。

又方：酒糟。罨。

又方：韭菜。捣烂，敷。

又方：黑砂糖。熬膏，涂，用布包过夜，效。

又方：老蚕豆。磨粉，同白蜡调和成膏，贴。

跌打挫肭。白面。同栀子捣匀。水调，涂。

打伤青肿。生栀子末。白面同捣，涂之，拔出青毒即消。

又方：炙猪肉。拓之。

手足肩背被打伤，青肿紫赤，血痕疼痛。苏木。煎汁，磨真降香，勿落水。涂。

跌扑擦伤。广东金皮纸。看患处大小，剪刀剪取，将金面贴，过宿，效。

跌扑皮破。陈矿石灰四两。拌大黄片二两，同炒至石灰银红色为度，去大黄，将石灰碾细。掺，罨，即止血生肌。

跌打出血。海螵蛸末。敷。

又方：紫苏。杵烂。敷。

头面跌扑青紫。生半夏末。醋调敷，效。

跌打头晕呕吐，其头左右偏，大脑偏也。急将人头扶正，搀起立直，用细带一条圈头，所余须三四尺长，系柱上，将人身扶直，以棍敲带之中间，即正。

脑骨破者。葱白。和蜜，杵匀，厚封。

跌打眼伤，青紫肿痛者。用大黄。为末。生姜汁调敷。

擦落耳鼻。急将落下耳鼻蘸发灰缀定，用软帛缚定。

闪拗手足。当归、葱白，荆芥。煎汤，洗。

又方：生姜、葱白。捣烂，和而炒热，罨。

跌打痛肿。葱。和蜜捣，敷。

囊破睾丸坠出。宜缓缓托入，多取壁钱，厚贴伤处。

肠出。急以麻油润疮口，轻手纳入，搐鼻取嚏。或冷水噀面，肠自收，随以桑白皮缝合，外掺血竭末或百草霜末。

跌打伤筋。生蟹一只。捣，绞汁。微熬，涂。

又方：韭菜。捣烂，敷之。

跌打筋断。丝瓜开花时，清晨采肥厚之叶，阴干，掺。

跌打伤骨。南星、木鳖各四两，乳香、没药、官桂各一两。研末，生姜一斤，去皮，捣汁，入醋少许，加白面调糊，摊纸上贴，外用帛缠杉木夹缚。

又方：糯米一升，皂角（切碎）半升，青钱百枚。同炒焦，去钱，研末。酒调，贴。

筋骨伤破。以热白马屎。敷，效。

打伤诸恶疮，脓水久不瘥。黄葵花。作末。敷之，即愈。

坠马拗伤。用桑白皮五斤。为末。水一升 煮膏。敷之，即愈。后无宿血，亦不发。

汤火伤门

汤火伤。麦粉陈久者。炒焦，醋熬成膏。涂。

又方：猪胆汁。调黄檗末，涂。

又方：芝麻。生，研。涂。

又方：生大黄。研末蜜调涂，止痛，无瘢。

又方：醋。淋洗。

又方：绿豆。捣浓浆，涂。

又方：丝瓜叶。捣，敷。无生叶，用干者研末，蜜调涂。

又方：醋调黄土。涂。

汤火伤未起泡者。溺。渍洗。

汤火伤成疮。死老鼠。以腊月猪油煎，令消尽，敷，不作瘢，效。

已起泡者。龙眼壳。焙灰，研。桐油和，敷。

又方：生萝卜或梨。杵，罨。

又方：生大黄、地榆等分。研。油调涂。

泡破。西瓜皮。入瓷瓶内，埋土中，化水涂。

又方：猪油。杵米粉，或杵飞面，涂。

又方：白蜜、鸡子清、生豆浆。皆可涂。

汤火伤起泡。柏树叶。研末。鸡子清调敷。

遍体伤者。缸注酒浸，并内饮麻油。切勿注入水内。

汤火伤，遍身溃烂。秋葵花。浸麻油，同涂。

烂见骨。百草霜二两，轻粉一两。研匀，麻油调搽。

又方：铁锈。磨水，搽。

滚油泼伤。陈面糊。

又方：麸皮。炒黑，敷。

又方：蟹壳。煅灰，麻油调涂，并饮童便。

油伤火灼，痛不可忍。石膏末。敷，良。

火烧热油所损，至肌肉脱。生寒水石不计多少。为极细末。油调涂。

火烧。以好酒洗之。

又：以盐敷其上。如皮塌者，以酒熬牛皮胶，敷。

火烧成疮。菜子油。调蚯蚓屎，涂。

又方：饴糖。烧灰，敷。

火烧伤。鸡子（煮熟，去白取黄）、猪油（去膜），二味等分。捣匀,抹。

火药伤。石炭,即煤炭。烧红,研末。醋和,涂。

又方:生南瓜。杵烂,涂。

爆竹炸伤。鲜柏枝。捣烂,麻油和,敷。

冻漆疮门

冻瘃。黄檗、皮硝。研末。已破者,柏七硝三;未破红肿者,柏硝各半;初起者,硝七柏三,用冷水调,俟干,以热水去,再搽。如此三次,效。

冻耳成疮。生姜自然汁。熬膏,涂。

又方:橄榄核。烧,研末。油调,涂。

冻指欲堕。马粪。煎汤,渍半日。

手足冻疮。山药半截。磨泥,敷。

又方:老丝瓜。烧存性。和腊猪脂,涂。

脚上冻瘃。以醋洗足,研藕,敷。或蒸熟藕,捣烂,涂。

又方:桐油一碗,发一握。熬化,瓶收。每热汤洗后,涂。

又方:鹅掌黄皮。焙末。油调,涂。

又方:浓煎黄蜡。涂。

冻疮,足跟肿烂,流水。广东皮金纸。看患处大小剪取,将金面贴,过宿,效。

冻瘃溃烂。蚶子壳。煅,研细,麻油调,搽湿处,掺。

又方：大黄末。水调，涂。

向患冻瘃。初夏取极熟樱桃。入瓦罐，端午午时涂向患各处，永不发矣。

漆疮。杉木、紫苏、苋菜、白矾、干荷叶、川椒。皆可洗。

又方：螃蟹。捣烂，涂。

漆疮搔痒。磨刀石下滓泥。涂，以瘥为度。

又方：鸡子黄。涂疮上，干则易。

漆疮肿腐。新铁钉一斤。浸水一宿，以此水搽。

又方：白果叶。煎汤，洗。

免患漆疮。嚼川椒，涂口鼻。

杂伤门

人咬伤痛。荔枝核。焙，研。掺，外用荔枝肉盖贴。

人咬伤疮。龟板骨、鳖肚骨各一片。烧，研。敷。

虫兽伤门

各种虫咬。生芝麻。嚼，敷。

又方：靛青叶。捣汁，敷。花亦可。

又方：南星末。醋和，涂。

蚁螫。梳垢。封。

蜂螫。嚼青蒿，头垢。封。

又方：石上青苔。擦患处。

又方：芋梗。擦。

蜈蚣咬。菖蒲或桑皮。擦。

又方：嚼胡椒。封。

又方：旧毛竹筋。将圆头寸许烧焦，取下研末，敷。

又方：雄鸡冠血，或蚯蚓粪，或头垢。皆可擦。

又方：蜒蚰。捣，涂。

又方：桑叶。捣烂，和醋，敷。

又方：竹沥或薄荷汁。涂。

壁镜，即壁蟢，咬人致死。槟榔。烧灰。先以醋淋洗，以醋调贴。

又方：醋磨大黄或雄黄。涂。

又方：桑柴灰。水煎三四滚，滤汁。调白矾敷。或单用矾末。

蜘蛛咬。雄黄。研。擦。

又方：靛青叶或花。捣汁，敷。

蜘蛛咬疮。葱一枚。去头，入蚯蚓其内，勿令泄气，频摇即化为水。以点之，效。

壁虎咬。青苔。涂。

又方：矾末。敷。

蝎有雌雄。雄者，螫痛在一处，井泥敷。雌者，痛牵诸处，瓦济上泥敷。无雨时以水从屋淋下泥用。

又方：冷水渍，即不痛，水微暖，复痛，易新水。

又方：以木碗合螫痛，验。

蝎螫。麻油。涂。

又方：白砂糖。按揉。

又方：芋头或荷梗。擦。

蝎虿螫人。半夏末。水调涂，立止。

又方：蟹壳。烧，研末。蜜调涂。

蠼螋二须多足，状如小蜈蚣，色青黑，长足，隐于壁间，以尿射人影，遍身生疮如痱，出黄水，作寒热，甚于汤火，绕身匝即死。乌鸡翎。烧灰。鸡子清调，涂。

小儿蠼螋咬。速捣蒺藜叶或子。敷。

又方：燕窝中土。猪脂和敷，干即易。

蚯蚓咬人，其毒如大风，眉须皆落。石灰水。浸，良。

又方：浓煎盐汤。浸，洗。

小儿阴被蚯蚓呵肿。令妇人以吹火筒吹其肿处，即消。

戴毛刺。甘草。煎浓汤，浸，洗，砂糖搽之。

又方：菜油。涂。忌用热汤洗。

狐尿刺疮。杏仁。研烂，煮一两沸。及热浸之，冷即易。

蚕咬伤。苎汁。涂，又饮之。

蛇咬。莴苣叶或子。浸胖，和雄黄末，捣，敷。

又方：人中白。唾涎调，擦。稻草或茭白。烧灰，菜油调涂。

又方：妇人尿或暖酒。淋洗。随用扁豆叶或大蒜，捣烂，涂。

蛇骨刺人。铁精粉一豆许。吹入疮内。

蛇伤发肿。生蚕蛾。研，敷。

蛇咬久溃成疮。小茴香。捣末。敷。

蛇绕不解。热汤淋，即解。

蛇入口不得出。用刀破蛇尾，纳生椒二三粒，裹定，须臾即自退出。

蛇入七孔。割母猪尾血。滴入，即出。

毒蛇咬螫。闭口椒及叶。捣，封之，良。

鼠咬。麝香。罨。

又：**成疮者。**猫头毛。烧灰。油调敷，以瘥为度。

为猫所伤。薄荷叶。细嚼，敷。

又：**成疮者。**雄鼠屎。烧灰，油和敷，效。

寻常犬咬。黄牛屎。涂。

又方：木鳖。烧灰。敷。

又方：蚯蚓泥。以盐研，敷，出犬毛，效。

猘犬咬。先以水洗净犬牙之垢，挤出毒血，随用蚕豆叶，捣，涂。

又方：于患人顶心中有一红发，即拔去。再服药，效。

又方：妇人溺。淋洗。

又方：以酱涂之。

犬咬伤，溃久不收。真虎骨。煅细末。掺之。

又方：咬伤成疮。烂嚼杏仁。涂。

猪咬。松香。熬，贴。

又：**成疮者**。龟板。烧，研末。香油调，搽。

马咬。猪肉。同饭自嚼，敷。

又方：皂角子。烧灰。麻油和，涂。

马咬成疮，肿痛。鸡冠血。涂。驳马用雌鸡，牡马用雄鸡。

马咬伤溃烂。马齿苋。煎汤，日日服。疮口以马鞭子或笼头索，烧灰。掺之，效。

牛触肠出不损者。急送入，以桑白皮尖或生白麻为线缝合，缝上，掺血竭末或百草霜末，血止立活。

又方：**胁破肠出臭秽**。急以香油摸肠，用手送入，煎人参地骨皮汤淋洗，其皮自能合。吃羊肉羹十日。

猢狲抓伤溃烂。金毛狗脊。焙，研。掺之。或麻油调搽。

虎咬。嚼栗。涂。并恣饮酒。

又方：真麻油。洗，并灌。

虎爪伤人。刺猬脂。日日敷。内服香油。

被虎咬爪伤。蚕豆叶。捣，敷。如无，蚕豆水浸软，连皮捣，敷。

虎、熊、狼爪伤。生铁。煮汁，洗。再嚼小米，涂。或干姜末，敷。

夏月杂色毛虫极毒，触人生疮，痒痛，骨肉皆烂。豉一碗，清油半盏。同捣，厚敷伤处，经宿，豉中有毛虫，弃埋土中。白芷汤洗后，乌鲗骨末敷。